アレルギー疾患基本対策法（2014年制定）

国民の責務

国民は、アレルギー疾患に関する正しい知識を持ち、アレルギー疾患の重症化の予防及び症状の軽減に必要な注意を払うよう努めるとともに、アレルギー疾患を有する者について正しい理解を深めるよう努めなければならない。

高島城爛漫（p.16）

昭和43年12月５日　第三種郵便物認可
平成17年４月１日発行（毎月１回１日発行）

長野醫報

2005 4 514号
長野県医師会
URL http://www.nagano.med.or.jp
E-mail office@nagano.med.or.jp

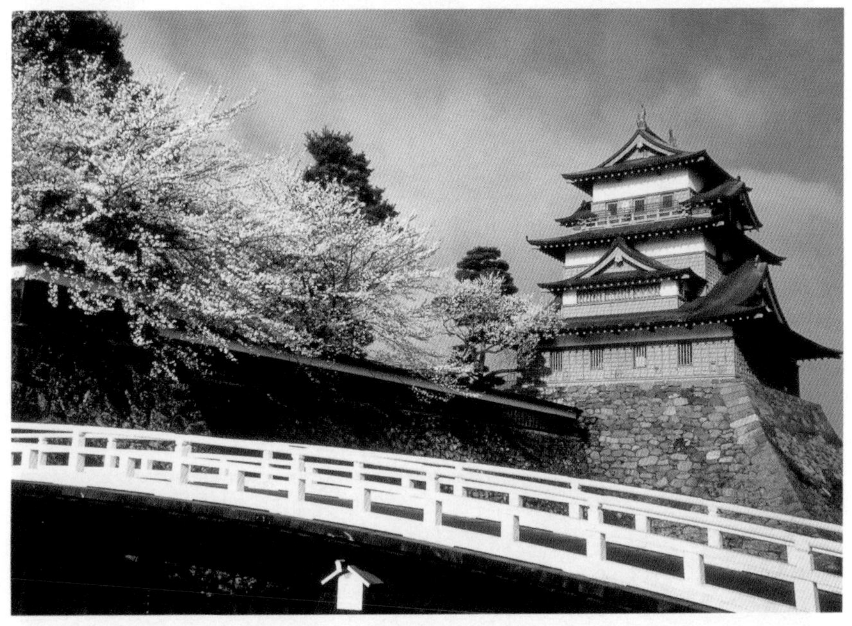

主要目次

表紙〈高島城爛漫〉　眞田　幸昭（諏訪郡）　説明27ページ

スイス・アルプス手作り旅行（p.70）

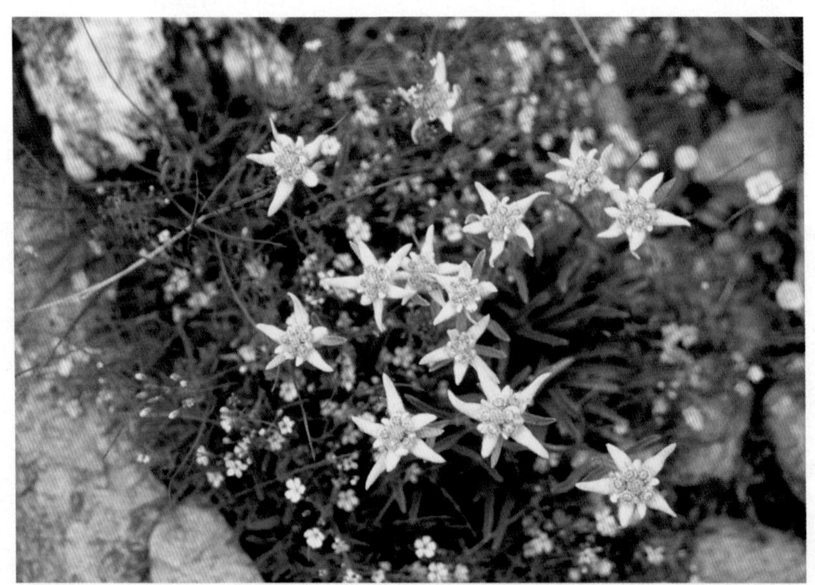

エーデルワイス

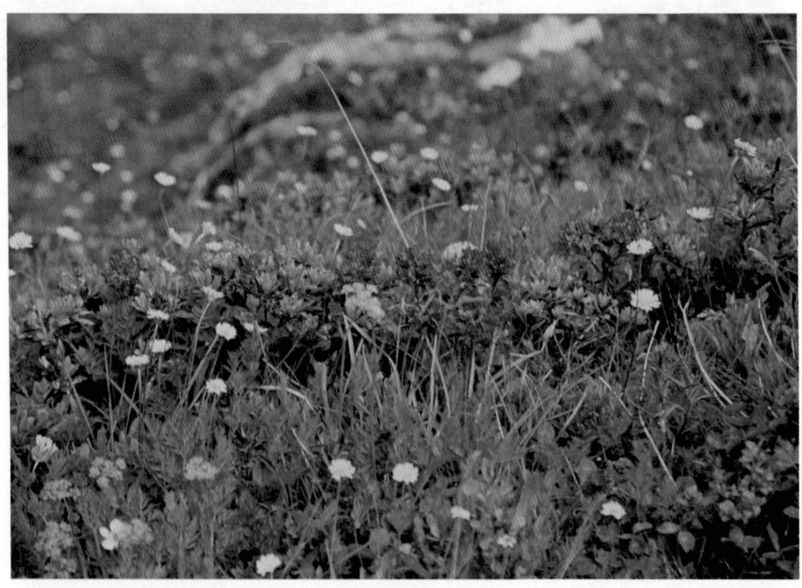

アルペンローゼ

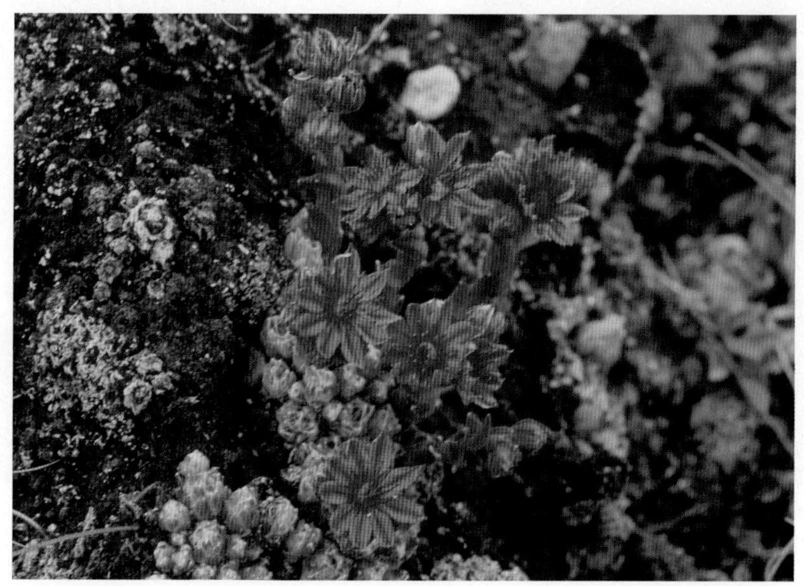

センペルビウム・モンタナム（ベンケイソウ科）と思われる花

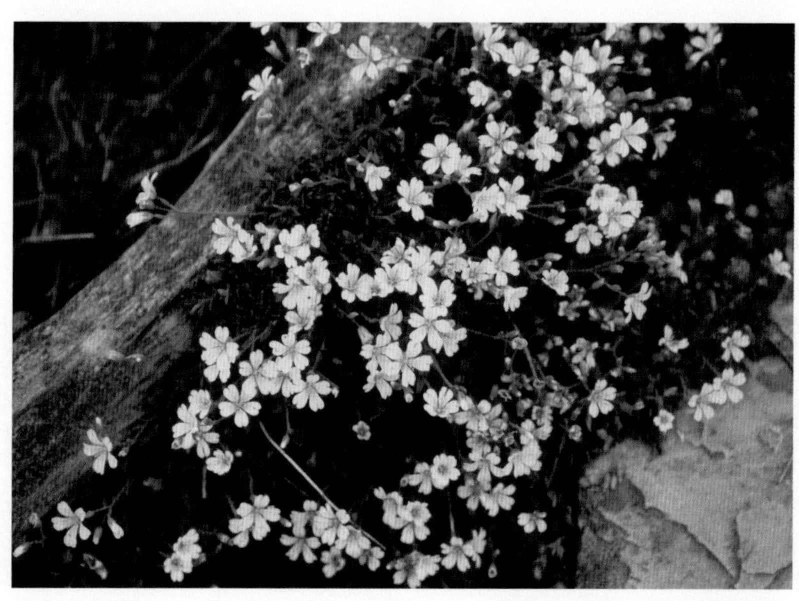

愛らしい白い小花（種類不明）

スイス・アルプス手作り旅行 (p.70)

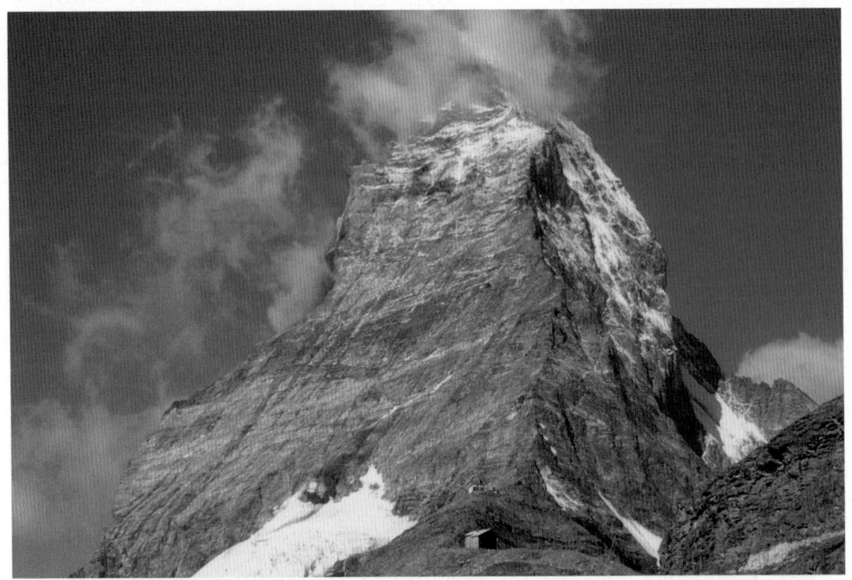

マッターホルンのヘルンリ・ヒュッテまでトレッキング、あともう少し！

八ヶ岳山麓に移り住んで (p.9)

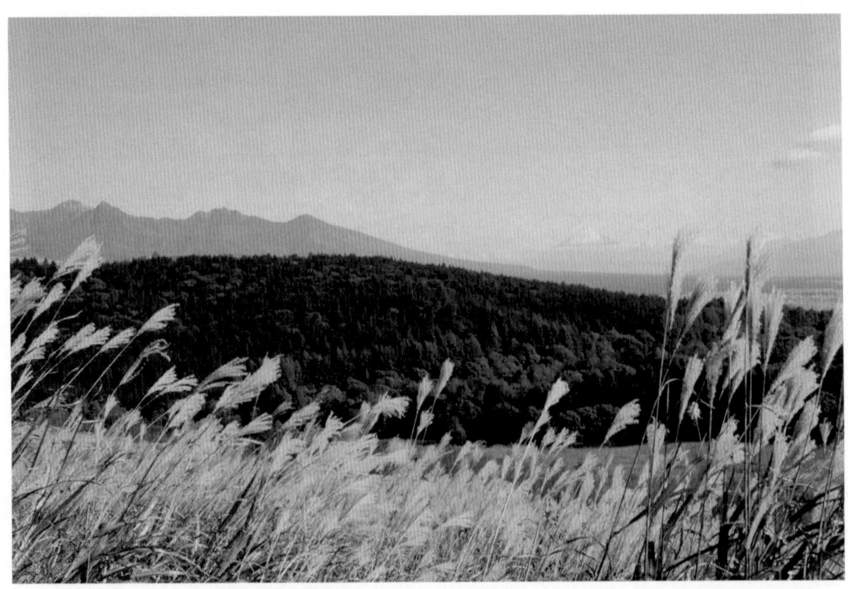

霧ヶ峰より八ヶ岳・富士山を望む

アレルギーと上手につきあうためのヒント

―アレルギー診療50年の余録―

日本アレルギー学会専門医（内科）
眞田 幸昭

三省堂書店
創英社

目　次

＊本書は、著者が長年アレルギー専門医として活動する中、折にふれ発表した文章を一冊にまとめたものです。書き下ろしではないので、一部、内容の重複があります。また、漢字表記やデータの数値はできる限り新しいものに入れ替えるなど、必要に応じて加筆、修正を行ないました。あらかじめご了承下さい。

まえがき

本書は、アレルギーの解説書ではありません。一般の方向けのアレルギー入門書は、既に素晴らしい良書が多く世に出ております。この『アレルギーと上手につきあうためのヒント』は、私が50年余のアレルギー診療の中で出合った様々なシーンから文章にしていたものをまとめたものです。つまり、アレルギーに苦しまれた方々や、そのご家族、そして医療スタッフの汗と涙の結晶でもあります。

今では、チーム医療という考え方は定着していますが、小児アレルギーの分野では、早くから取り入れられていました。当時は、トータル・ケアと呼んでおり、この中心に居られたのが、故飯倉洋二先生（元昭和大学医学部教授）と、西間三馨先生（現日本アレルギー学会顧問)、豊島協一郎先生（元大阪府立羽曳野病院小児科部長）で、陰日向からこのお三方の薫陶を受けました。また、食物アレルギーに関する最新の知識は、小池由美先生（長野県立こども病院アレルギー科部長）より御教示頂きました。

私は、アレルギーの問題を解決するためには、病気があっても教育や保育を健常児と平等な条件におく、ということを特に重視すべきだという持論を主張し続けてきましたし、アレルギーの原因もハウスダストや食物、花粉、感染から、NOxやPM2.5のような大気汚染物質に拡大し、最近ではPFOSなど化学物質との関係性も早急に解明していかなければならないと考えています。

先ずは、どの章、項からでも結構ですから、お開き下さい。短文が多いので、直ぐに読めると思います。

2024年4月　著者

第１章

巡る暦

新会員ご紹介（自己紹介）

山が好きで、約20年間、信州でクリニックを開いていました（長野県小児科医会所属）。リタイアしていたのですが、義母の介護の関係で、兵庫に戻ったのをきっかけに、医業を再開しました。私のようなじじいの自己紹介は随分ためらわれますが、恒例により書き留めます。開業前は、国立療養所兵庫中央病院、国立療養所秋田病院、兵庫県保健環境部健康課、西紀町国保診療所に奉職しました。

この間、神戸大学小児科アレルギー外来を永年担当させて頂きました。

3年前、医院を居抜きで第三者に委譲して、「乗り鉄」「撮り鉄」を満喫しようと思っていた処、新型コロナの出現により、数回の旅行で頓挫しました。

私は石垣四郎*先生の長男・博幸君（記憶では、医師の道を進まず、阪大工学部へ入学）と高校の同級生で、摂津本山のお家に何回か、遊びにお邪魔したことがあります。その後、小児科医になってから、石垣先生がとてもお偉い先生だと判り、驚いたことを覚えております。

人生最終盤の目標は、コロナ差別を筆頭に、全ての差別に対峙することです。よろしくお願いします。

（2022年／「兵庫県小児科医会報」No.78）

＊石垣四郎　兵庫県小児科医会初代会長

八ヶ岳山麓に移り住んで

カッコーの声が……

永年住み慣れた兵庫県を離れ、八ヶ岳山麓に小さな診療所を開設して16年余りになる。長野県の中でも住民約3,000名の比較的大きな団地だが、周囲にはまだまだ自然が残っていて、蓼科山から北八ヶ岳を見渡せる絶好のロケーションの所に建っている。

冬の雪かきは大変だけれど、初夏の頃になると診察室に近くの里山からカッコーの声が響いてきて、思わずヴィヴァルディの「四季」を口ずさんでしまう。

絶好の天気になった昨年秋のある日、午前と午後の診察時間の合間に霧ヶ峰に出掛けた。写真は、池のくるみあたりから八ヶ岳と富士山を眺望したものである（口絵iv頁参照）。

信州との出会い

さて、私が信州と関わりを持つようになったのは中学生の頃である。中学・高校とスキー登山部に在籍していたのだが、当時、部活の顧問をされていたのが東洋史専攻の西岡豊先生で、大変お世話になった。普段の山行きは、六甲、比良山系などで、夏になるとアルプスが活動の場であった。高体連は高校生の冬山登山を禁止していたので、冬は志賀高原でのスキー合宿に連れて行って下さった。中央線経由で長野まで行き、長野電鉄に乗り換えて湯田中まで、そこからまた乗り合いバスで志賀高原へと夜行の長旅だったが、とても楽しかったのを覚えている。

1週間のゲレンデ合宿が終わると、幕岩（現在のサンバレー）から熊ノ湯に移動し、ゲレンデから少し離れた場所に冬用のテントを張って一寸した冬山気分を味わわせて下さった。スキー場の中とはいえ夜は氷点下30度近くになったものだ。現在のように進化したアウトドア用品は無く、多くは米軍の放出品だった。ベースキャンプを拠点に、スキーにアザラシ皮のシールを貼って近くの笠ヶ岳や志賀山周辺にツアーを敢行した。

50年程経った夏に、思い出を辿って笠ヶ岳に出かけてみたが、積雪期によくこんな所に連れてきて下さったものだと、改めて西岡先生に対する感謝と畏敬の気持ちが湧いてきた次第である。何事も責任問題に発展する現在の世相からは考えられないことである。

診療・ハイキング・コンサート

診療所を開設したのっけから、急性細気管支炎、ASD、先天性胆道閉鎖、腸重積、白血病と立て続けに遭遇し、この先どうなるかと思ったが、地域の小児科の先生や、諏訪中央病院、諏訪赤十字病院にお世話になりながら、なんとか現在に至っている。

開業当初は比較的時間に余裕があったので、霧ヶ峰や八ヶ岳にもちょくちょくハイキングをした。こちらに住んでいて好都合なのは、休日の朝、起きた時の天気次第で「さあ、行くぞ」が出来るところである。悪天候ならば、別に山に出掛ける必要は無く、家で読書か音楽を聴いておれば良い。ところが関西や東京など遠くに住んでいると、雨でも雪でもとりあえず予定通り出発せねばならない。

逆に不自由に感じているのはコンサートである。都会に比べて質・量共に寂しいものがある。広い長野県を北から南まで、聴きたい演奏を求めて遠出せねばならない。2000年のバッハ没後250年の時など、特急あずさ号で東京まで出向いて、一泊二日で好きな「マタイ受難曲」のはしごをした。

最近、松本市のバッハ研究家・山村光久先生（山村医院）がやっておられる松本バッハ研究会の定例会のお誘いを受けたのだが、なかなか時間が取れなくなってきたうえ、以前ほどズクが無くなってきた（信州の方言で、やる意欲が無くなってきたこと）。寒さも何となく体にこたえる。ベルリン・フィルのデジタルコンサートや世界の音楽放送もインターネットで聴ける時代になり、これからは引きこもりになっていくのではないかと多少心配である。

蓼科・八ヶ岳への誘い

梅、桃、桜の開花が一度に訪れる春、ニッコウキスゲなど高山植物が咲き乱れる夏、短い紅葉の秋、冬は一面の銀世界をスキーやスノーシューで。

診療や研究でお忙しい読者の皆様、休暇は是非、蓼科・八ヶ岳にお越し下さい。心も体も癒やされますよ。主なURLをあげておきます。

蓼科観光協会：http://tateshina.ne.jp/

車山高原公式サイト：http://www.kurumayama.com/

茅野市観光協会：http://www.tateshinakougen.gr.jp/

（2013年2月28日／ Medical Tribune）

よみがえったバラの思い出

先日の日曜日に、急ぎの資料を届けに柏原の丹波新聞社を訪ねましたが、鍵がかかっていました。私は古い人間なので、NHKの「事件記者」とか、記者が主人公のドラマをたくさん見てきたせいか、「日直」とかがあると思っていたのです。

その時、駐車場脇の花壇に咲いている清楚な黄色いバラが目に留まり、バラ作りに精を出していた亡き父を思い出しました。

当時は、化学肥料などあまり無かったので、小まめに人糞（じんぷん）を発酵させて肥料にしていました。ある日、庭でチャンバラごっこをして遊んでいた兄が夢中のあまり、その肥だめにはまってしまい、家中、大騒ぎになったことがありました。

そんなことを懐かしく脳裏に浮かべつつ帰路に就きましたが、国道に出る手前で、目を見張るような、美しい満開のバラ園に出合いました。有料のイングリッシュ・ガーデンも見てきましたが、こんなに心のこもった美しいバラを見て、幸せな気分になったのは初めてのことです。

丹波市に移住して2年余りになりますが、日々、うれしい発見をしています。

（2022年6月5日／丹波新聞）

年頭予感

早いもので、前回年男の年頭所感を書いてからあっという間に干支一回り12年が過ぎてしまった。まるで地球の自転がスピードを上げたかの如くである。

普段は日常診療に追われて、残り少なき人生を如何に有意義に使おうか思案するいとまも余りないが、この原稿を依頼された機会に少しだけ考えてみた。

私は兎に角、全集ものが好きで、文学にせよ、音楽にせよ、つい全巻購入してしまう。漱石全集、池波正太郎全集、バッハ全集、モーツァルト全集、ヘンデル全集、日本囲碁大系然り、棚を埋め尽くしている。

年男の今年は、これら一編、一曲ずつ未読、未聴の作品を紐解いていこうと思っているが、言うは易く行うは難し。

何故かというと、意志の弱い私は、音楽の場合、つい好きな楽曲を繰り返し聴いてしまうのだ。作品1から絶筆まで順を追って聴くのは、かなりズク*の要る作業なのである。

完璧を期すると心が病んでしまう恐れがあると自分自身に勝手な言い訳をしつつ、結局、「まあ、いいか」でいつも通りの年になりそうな予感がしている処である。

(2018年1月1日／「長野医報」第667号)

＊10頁「八ヶ岳山麓に移り住んで」参照

巡る暦

定年退職

昨年秋、久し振りに小学校の同窓会に出席した。

ちょうど、還暦を迎えて定年になった友人も多く、年金を使って外国に出ようとか、暫くゆっくりしてみようとか、第二の人生の設計話で持ちきりだった。

中には豪傑も居て、大手のゼネコンに勤めていた友人は、定年後、大幅に安い給料で引き続き勤務の話があったのだが、「若い者をやめさせておいて、こんなベテランを安月給で使うな」ときっぱり断ったそうだ。

現在、K市交響楽団の主席ファゴット奏者のS君は、定年後、ホールの管理の仕事をするか、演奏家を続けるか、迷っていると言っていた。

定年が無かったのは、寺の住職、レストランのオーナー、それに小生だけで、内心複雑な気持ちだったが、小さな診療所とはいえ、正直なところ、まだ働ける喜びがこみ上げてきた。

巡る暦

光陰矢のごとし、早いもので、数えで6回目の年男、即ち還暦を迎えたわけだが、節目の年越しをどうしようか、あれこれ考えた未、ウィーンで「第九」を聴いて過ごすことにした。

ウィーンには学生時代の夏休みに訪れたことがあり、およそ35年ぶりである。

当時は学生券が200円位で、コンツェルトハウスの最後尾の席から、ブルックナーか何かの交響曲を聴いたように記憶している。

幸い、今はインターネットでコンサートのチケット（日本に比べて手ごろな価格である）も購入できるし、ホテルだって予約可能だ。

貴族の別荘だったホテルが一泊朝食付き7500円とは有り難い。

決断したのが昨年の夏の終わり頃だったので、ウィーン・フィルはとれなかったが、ウィーン交響楽団の「第九」とヨハン・シュトラウス、それにフォルクスオーパーでのモーツァルトの「魔笛」を確保できた。

日本語の字幕など無いので、出発間際までDVDや対訳本でドイツ語台詞の勉強だ。

新年の抱負

ここ数年、患者数は増えていないのに、会議が多くなったせいか、随分忙しくなった。

中でも、茅野市の「からだ・こころ・すこやかプラン」の母子保健部会は、目標を各発達段階に応じて多数設定したので、進捗状況を見守っていくのが大変である。

また、開店休業中だった従来の「学校保健委員会」をリニューアルし、役所の縦割りを廃して、学校だけでなく乳幼児保健も含めた「茅野市小児保健委員会」を、苦労の末、昨年11月に立ち上げた。

この委員会も各分野の方々のご協力を得て、さらに充実させたい。

こうした活動や日常の診療を通して、ますます子ども達の健康を守っていきたいと思っているが、自分自身の時間ももっと増やしていきたい、というのが偽らざる本音である。

ところで今年は、モーツァルト生誕250年にあたるので、一曲でも多くこの大天才の作品に触れたいものだ。

前述したＳ君が、この1月にモーツァルトのファゴット協奏曲を、ソリストとしてＫ市交響曲楽団と協演する。

是非とも馳せ参じて、拝聴してくるつもりである。

（2006年1月1日／「長野医報」第523号）

高島城爛漫

「諏訪の浮城」と呼ばれた高島城（口絵i頁参照）は、1598年（慶長3年）に、豊臣秀吉の部将日根野氏によって築城された。

江戸時代には、松平忠輝や吉良義周が南の丸に幽閉されたことでも有名である。

その後、廃藩置県により天守閣は撤去されたが、1970年（昭和45年）に復興した。

晴れた日には天守閣から遠く富士山も望める、諏訪平の桜の名所である。

撮影当日、高島城には霧が立ちこめていたが、晴れるまで粘って撮ったのがこの写真である。

朝の診察開始時間ぎりぎりに帰り着いた。

（2005年4月1日／「長野医報」第514号表紙）

辰年の抱負

もはや人生の残り時間が少ないので、的を絞らなければならないのですが、気の多い性分なので列挙します。

①これまでに書き留めたものを整理する。

②アーティストが若くして癌で亡くなったり、心の病で自死するケースがとても気にかかります。彼らが自営業者扱いの場合は、多忙または費用の点から健診もままなりません。これを何とかサポートできないかと思っています。

③「医師の働き方改革」では、労働時間や業務内容が論点になっていますが、私は、患者さんのことを中心に人生の時間を使っているためにパートナーがいない、医療従事者の婚活サポートのシステムも必要かなと感じています。

④信州大学名誉教授・中村浩志先生が、精力的に活動しておられる「絶滅危惧種・ライチョウの保護活動」を関西でも広める*。

⑤地球環境を守るため、化学物質と健康の関係をもっと深く学び、プラスチックごみを少しでも減らす運動を拡げる。

（2024年1月5日／兵庫保険医新聞）

＊74頁「書評　ライチョウを絶滅から守る！」参照

アレルギーと共に50年

はじめに

学4の時に出会ったペーパーバックスWatson & Crick 著 “Self and Not-self” の内容は殆ど理解できなかったが、書物の題名にとても惹かれたのを良く覚えている。その影響で免疫学に興味を抱き基礎医学に進むことも考えたが、悩んだ末に結局、臨床医学の道、それも子どもが好きだったので小児科を選んだ。ただ、故松尾保教授率いる小児科学教室は、伝統的に新生児学のメッカであったので、免疫学はメインテーマには無かった。しかし、当時からぜんそくなどのアレルギー疾患は多かったので、高寺美文先生、故桂伸雄先生が担当されていたアレルギー外来でご指導頂くこととなった。

アレルギー外来での仕事

アレルギー外来での主な仕事は、アレルゲンの検査（プリックテスト）などの皮内反応、減感作療法のための閾値テスト、確認試験としてのPK反応の作業などだった。そしてアレルゲンとその閾値を確認できたら、治療用エキスを希釈して家族に渡し、かかりつけの開業の先生に減感作療法をお願いする手順になっていた。

PK反応というのは、生理学者プラウスニッツが自分の皮内に、タラに対する過敏反応の持ち主だった産婦人科医キュストナーの血清を注射し、翌日、同じ箇所にタラのエキスを注射した処、その部分が赤く腫れ上がり、キュストナーの血清の中に、タラに対してアレルギー反応をする物質が含まれていることを証明し、その物質をレアギンと名付けた。1967年、石坂夫妻はレアギンが免疫グロブリンの一種であることを発見し、翌年、IgEと名付けられた。

遡って、「アレルギー」という語句を初めて医学史に登場させたのは、オーストリア出身の小児科医ピルケ（註1）である。1906年、生体が異種の物質と接触することによって示す過敏症と免疫を総称して「アレルギー」と呼ぶことを提唱した。

今では特異的IgE RAST検査で、どんな物質に対してレアギンを有するか、血液検査で個別に判るようになったが、擬陽性、偽陰性が生ずることがあるので、最終確定診断は負荷試験とされている。

なおPK反応は、血清肝炎のリスクがあるため、程なく実施されなくなった。

国立療養所兵庫中央病院と寮母問題

さて、大学院4年目には半年ずつ2カ所の病院に小児科臨床を学ぶ目的で派遣された。大学院修了を控えて進路に迷っていた時に、国立療養所兵庫中央病院の小児慢性病棟に勤務しておられた第二内科の石田先生（昭和48年卒）から、手伝ってくれませんかとの誘いを受けて教授に相談したところ、快く了解して下さって、昭和53年4月1日より、常勤医として勤務することとなった。火曜日は、引き続き大学のアレルギー外来を担当させて頂いた。

ひまわり病棟という名称の小児慢性疾患病棟には、主として気管支喘息、腎炎、ネフローゼおよび小児結核の子供達が100名近く、2病棟で療養生活を送っていた。

ここでは長期療養の子供には、同時に教育の機会が与えられることが重要であることを学んだ。かつて兵庫県の阪本知事さんが、併設の県立養護学校（現特別支援学校）の視察に来られ、親元を離れて頑張っている子供たちの姿をご覧になって、お風呂を設置された。この風呂は「雀風呂」と呼ばれて人気であった。

そして、ここには全国でも珍しい寮母さんが配置され、子供たちの世話をされていた。しかし、その後の行政改革の流れの中で、国立の病院に入院中の児童・生徒に県が職員を配置する必要は無いと「寮母制度」が廃止される動きが強まったが、保護者、教職員、病院職員の多くが強く反対し、県の教育委員会に陳情をするなどして廃止は見送られた。

その後、県の教育委員会が県内で院内学級増設にシフトした事と、インタール吸入液や吸入ステロイドの出現により、医学的に長期入院を要する重症ぜんそく児が激減し、小児慢性病棟は縮小の一途を辿り、廃止となった。

研究仲間の広がり

もう一つ、兵庫中央病院時代、私にとって大きな意義があったのは、当時の副院長・故新光毅先生（第2内科、28年卒）から、厚生省・小児慢性疾患の治療と管理に関する研究会幹事を引き継がせて頂いたことである。このことによってアレルギーの恩師ともいえる南福岡病院の西間三馨先生との邂逅が生まれた。

金曜日の午後に突然電話がかかってきて、「眞田、明日博多に出て来い」と研究会のお誘いを受けたりした。土曜日(註2)、みっちりぜんそくや呼吸機能を中心とした勉強会で学び、終わったら中州へ繰り出して懇親会であった。締めは屋台の博多ラーメンで、気がつけば病院の研修ルームのベッドで寝ていた、という感じであった。

小児アレルギーの研究家の先生方は、学閥関係無しにいろいろ誘って下さったことに、今もって感謝している。国立小児病院（現成育医療センター）アレルギー科医長だった故飯倉洋治先生は、ご著書への原稿依頼をして下さったし、神奈川こども医療センターの寺道先生には、環境庁の「ぜんそく児の音楽療法研究会」の班員に加えて頂いた。

生まれ故郷秋田へ

ある時、厚労省・研究班々長の根本盛岡病院々長からお誘いがあり、国立療養所秋田病院副院長として赴任することになった。二つ返事で引き受けたのは、病院の住所と私の本籍地住所がほぼ一致しており、ご縁を感じたからである。

後日、亡き母は、私の次兄が胸を患ってこの療養所に入院し、院内の敷地で鶏を飼って卵を兄に食べさせたという話をしていた。

しかし、この病院は当時、いわゆる統廃合の対象になっており病床数に比べ医師数が極端に少なく、私は小児慢性40床、重症心身障害児160床の責任者となった。医師は他に、院長、内科医長、泌尿器科医、の併せて計

４人であった。しかも院長以外は週１回ないし数回の勤務なので、私は深夜もしばしば官舎から呼び出され、体調を崩す羽目になった。

新しく教授に就任された中村肇先生が、私が夏期休暇を取れるよう西村範幸先生（現神戸大学教授）を派遣して下さったり、秋田大学での講演という名目で遠路、秋田までお越しになり、秋田大学高田小児科教授と会って、兵庫県に働きかけたりして下さった結果、後藤武先生（第2外科、昭和43年卒）が課長をされていた兵庫県庁健康課へ異動することになった。中村肇先生と西村範幸先生には、この場を借りて改めて深い感謝の意を表します。

その後、県庁から西紀町（現丹波篠山市）国保診療所に出向となったが、内科をやったことが無かったので、県立柏原病院（現丹波医療センター）の故藤谷和大先生（第一内科、昭和45年卒）の下で３ヶ月間、内科外来の指導をして頂いた。

西紀町の診療所は、全くの一人勤務だったので、丹波篠山岡本病院の故岡本院長（幼稚園から大学まで同じの先輩）と和田博子先生にバックアップして頂き、在職中に日本第5位の高峰、槍ヶ岳に登頂する事が出来たことは忘れられない。

長野県で開業

元来、登山・スキーが趣味の私は、老後に住もうと思って長野県住宅公社から購入していた土地があったので、西紀町の診療所を約３年勤め上げて、信州で開業するという一大決断をした。収入の少ない私が借金で土地を購入できたのは、同級の関温先生が快く保証人になってくれたからである。

そして長野県茅野市で内科、小児科、アレルギー科を標榜した眞田医院を開設し、20余年間、地域医療に携わった。先天性胆道閉鎖や心疾患、腸重積などをクリアーしてきたが、アレルギーで思い出に残るのは、診察室まで入って来れず、路上でボスミン等の救急処置をした蜂アナフィラキシー、茶のしずく石けんによる小麦アレルギーの信越地方の相談窓口と治療、そして子宮頸がんワクチン接種の女子中学生が心因反応か副反応か、数分後に卒倒したことなどであろうか。いずれも救命出来たが、大変貴重な経験であった。

その他、医師、看護師、養護教諭、保護者、行政などが参加する「諏訪小児食物アレルギー研究会」、「茅野市小児保健会」を立ち上げ、知識の普及とアレルギーの子どもを取り巻く人々の連携に努めた。この結果、リタイアする時に茅野市より「教育文化功労賞」というご褒美を頂いた。

同級生のコロナ死と差別

医院を居抜きで第三者に譲渡し、後はゆっくり妻と、JRの平日4日間乗り放題切符を使って鉄道旅行をする予定だったが、新型コロナの出現で、人生の最終航路を大幅に変更せざるを得なくなった。

さらに兵庫県立病院で院長をしていた同級生が、公務中に新型コロナに感染し昨年4月に亡くなったが、悪質なSNSでご家族が大変辛い思いをされた。この間の経過は、神戸新聞NEXT（2020.7.28）を参照して頂きたい。

そこで、義母の介護で兵庫県に帰る機会に、これまで積み上げたスキルを生かし、アレルギークリニックを週2日開き、残る2日は、義弟の常石秀市（昭和61年卒）が院長を務める加西市の医療福祉センター「きずな」を週2日お手伝いすることになった。

この3月30日に後期高齢者入りした私だが、少しでも地域のお役に立ちたいという気持ちと、同級生の死を無駄にすること無く、残る数少ない人生、コロナ差別に立ち向かうことに注力していきたいと思っている。

おわりに年金について

アレルギーと関係ない話を一つ、特に若い先生へ。私の時代は今ほど年金についての知識は無く、大学院4年目に2つの関連病院に派遣された時も、後から判ったことだが、そのうちの一つは年金に加入していなかった。本来、院生なので家族の保険か、国保であるが、もう一つの病院は、幸いなことにきっちり厚生年金に加入してくれていた。

当時、医師の世界では、人事権が医局にあり、しばしば転勤があった。私の場合、開業医時代も含めると、厚労省第2共済、兵庫県市町村共済、厚生年金、長野県医師国保、茅野市国保、三田市国保など多岐に渡って加入期間がつぎはぎなので、担当職員が一生懸命計算してくれたが、現在の受給年額は211万円（妻の加給年金を含む）で、ここから税金、介護保険料、国保料を引かれると、とても老後をゆっくり暮らせる額ではない。幸い、別途収入と、積み立てた個人年金（私の場合は保険医協会）でやっていけるが、医師が通常疎い金銭問題にも注意を払って人生設計をして欲しい。また医局には、そうした問題も配慮した人事を行って欲しい。

ちなみに私は、今ほどうるさくなかったが、公務員時代、基本的に兼業はせず、患者さんからの謝礼も受け取らない方針でやってきた。

公的年金というのは支払った額に利子が付いて戻ってくる仕組みでは無いことに十分注意せねばならない。今払っているのは、現在の受給者のためである。

格調高いアレルギーの話の後で、お金の話ばかりで恐縮だが、先に述べた借金の保証人たる関先生は、研修医終了後、助手に採用され、その後県立病院に長く勤めたので、退職金もそれなりに多かったようだが、つぎはぎ型の私は、秋田病院退職時に幾ばくかと、最後に退職した西紀町から約30万円を頂戴しただけである。まさに勤務医残酷物語であった。

（2021年8月／神戸大学小児科同門会誌「若葉」第49号）

（註1）136頁「政治と音楽、医学、ウィーン」参照

（註2）当時は週休2日制ではなかった。

第2章

喘息の子どもと運動

喘息の子どもと運動

不要な規制避けたい　ランニングは発作予防の注意を

去る2月26日、神戸市内の小学校の校外マラソン大会で、不幸にも小学校6年生の喘息（ぜんそく）児がゴールインして間もなく死亡した。正確な死因については不明だが、この機会に喘息児と運動についてあらためて考えてみたいと思う。

最近、小児喘息は増加傾向にあり、昨年秋、北九州市で開催された小児アレルギー学会でも「喘息はなぜ増えつづけるのか」というテーマが特にとりあげられたほどだ。昭和57（1982）年に実施された西日本学童喘息頻度調査では約4%の小学生が喘息であることが分かった。45人学級では二人の喘息児がいると計算された。

それでは学校や日常生活の中で喘息児にはどのようなスポーツに取り組ませたら良いのだろうか。この問題を論ずる前に、喘息児の重症度について少し触れておかねばならない。一言に小児喘息といっても、当然のことながら「重い」、「軽い」がある。

喘息発作が年間を通して数日で、それもすぐに治ってしまうようなら軽いグループに属し、大抵の学校行事は普通に参加することができる。

これに反し発作がだらだらと続いて学校を休みがちだったり、呼吸困難をきたすような発作のある子どもさんは、ある程度重いと考えてよいだろう。このような喘息児は、運動をすると大なり小なり呼吸のはたらきが低下する傾向がある（右頁図上）。運動誘発喘息と呼ばれている現象で、詳しい原因は残念ながらまだ解明されていない。

運動後の呼吸のはたらきがどの程度悪くなるかは、喘息児の重症度、運動の種類、運動の量、天候などいろいろな要素が関係してくる。例えば、ランニングより水泳の方が運動誘発喘息が起こりにくいので（右頁図下）水泳療法が治療にとり入れられるようになった。私たちの病院でも、重症喘息児に一年中、週一回の水泳療法を続けている（27頁参照）。

一方、ランニングは学校行事や体育の授業には欠かせない運動である。

喘息児がランニングをするときの発作予防法としては①ウォーミングアップをしっかりする、②冷たい空気を直接吸わない（できるだけ鼻で息を吸って口で吐くと同時に、マスクなどをする）、③抗喘息薬を使う――などを挙げることができる。

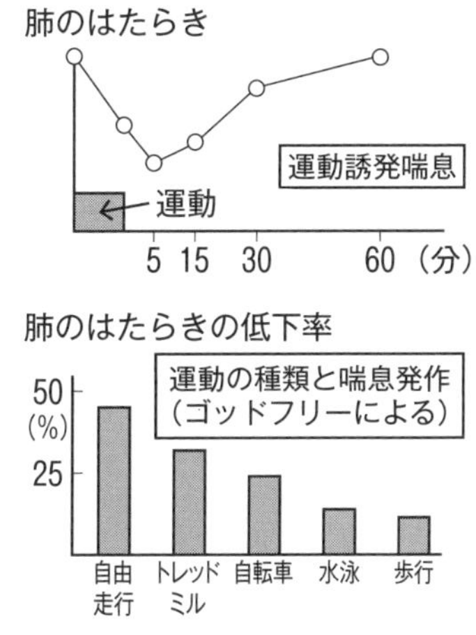

子どもの状態に応じて運動の種類と量を設定すれば、冬はスキーやスケート、秋はオリエンテーリングなども良いといえる。

肺のはたらきは、運動中止直後から5分後にかけて最も悪くなるが、多くの場合、腹式呼吸で息を整えてやれば徐々に回復に向かう。しかし、発作止めの薬が必要な時もあり、あらかじめ子どもに携帯用の薬を持たせておいて、養護の先生か担任の先生にお願いしておく方が良いだろう。

医師、教師、保護者の連携を密にして、正しい知識を身につけ、喘息児に不必要な規制を加えることなく、健康児に交じって楽しい学校生活を過ごすことのできるようにしたいものである。そうすれば事故のあと、とかく子どもの行動範囲を制限するということも避けることができるのではないかと思われる。

（国立療養所兵庫中央病院小児科医長、神戸大学医学部非常勤講師）

（1987年3月11日／神戸新聞）

【追記】

吸入ステロイド（ICS）が普及し、この問題は解消しつつあるが、喘息児の病態生理を知るうえで、必須の知識です。

近年、特定の食物を摂取した後に発生する食物依存性運動誘発アナフィラキシー（FDEIAn）が問題になっています。給食直後に体育の時間割を組むのは避けた方が良いでしょう。

小児ぜんそくの鍛錬療法

有馬富士へ登る日

寒さも少しやわらいだ12月のある朝、私は7名のぜんそく児達とともに有馬富士という山に登りました。これまで長い間ぜんそくの発作に悩まされていた子ども達が、一年間に及ぶ“鍛練療法”を頑張り抜いた結果、発作も軽くなって退院できる、その記念の登山なのです。

これは、子ども達が通っている県立上野ヶ原養護学校の先生方が企画されたもので、今回でもう70回を数えます。付添いの先生や看護師さん達の表情にも笑顔が浮かんでいます。

有馬富士は標高373メートルの小さな山ですが、頂上直下はガケになっていて、大人でも息が切れるくらいです。でも、毎朝、マラソンやぜんそく体操で鍛えたぜんそく児達は平気です。かえって平素から運動不足のお母さん方の方がバテ気味でした。こうして無事に記念登山を終えた子ども達は、有馬富士山頂の石ころを少年時代の思い出に、元気に各家庭へ帰って行きました。

鍛練療法のルーツ

ぜんそくの原因は多様であり、凧の糸がもつれたようなものです。主要な犯人は室内のホコリによるアレルギーだとしても、悪化させる因子として大気汚染や気候の変化、感染など、数えればキリがないくらいです。このように複雑にからんだ糸を、一本一本ほどいてゆかねばなりません。

ぜんそくの原因に心因が関与すると指摘されたのは、遠くヒポクラテスの時代です。またアメリカのペシュキン先生は、アレルギーと情緒の関係や親子の心理を特に重視して、重症ぜんそく児を集団で親から離してみたのでした。約40年も前のことです。これが非常に好結果を呼び、いわゆる“両親離断法”という言葉が用いられるようになりました。現在行われている長期入院鍛練療法の源はここにあります。

表１　ぜんそく児の日課表

6:15	起床
6:30	早朝マラソン
7:15	朝礼
7:30	朝食
9:00	ぜんそく体操
9:10	登校
16:30	下校
17:00	夕食
17:30	グループ運動
18:30	乾布マサツ
19:00	学習時間
21:10	夕礼
21:15	消灯

表２　年間行事予定表

春	全快記念登山、卒業式 入学式、お花見、遠足
夏	全快記念登山、水泳 サマーキャンプ
秋	運動会、遠足、音楽会 修学旅行（小6、中3） 栗ひろい
冬	全快記念登山、スケート クリスマス、凧上げ

（兵庫中央病院ひまわり病棟）

長期入院鍛練療法の実際

ここで、当院で行なっている“鍛練療法”を簡単にご紹介しましょう。入院期間は原則として一年で、**表１**に示した日課表にもとづいて毎日規則正しい生活を送り、しかも精神力を養い、同時に体力の増強と呼吸機能の回復をはかるのです。マンネリ化を防ぐために**表２**のような多彩な行事を組んでいます。夏は水泳やキャンプ、冬はスケートといった具合です。

スポーツの秋はぜんそく発作の好発期でもあるため、入院児のなかには、今まで、学校の運動会に一度も参加できなかった子供もおりました。しかし、養護学校のリレー競技や綱引きに一生懸命取り組んでいる姿をみると、そんなことは想像もできません。

入院して“鍛練療法”を行なっているぜんそく児の肺のはたらきを調べてみますと、**図１**のように、最初の３ヵ月間でみるみる改善していま

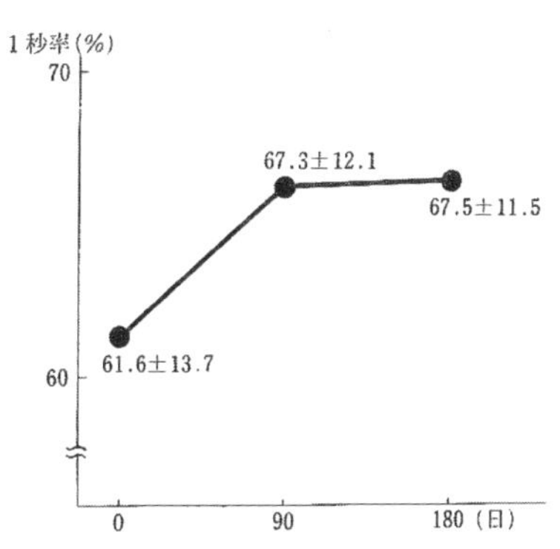

図１　入院後の肺機能の改善

す。また、重症度の変化を示したのが図2です。発作も少なくなり、学校もほとんど休まなくなります。

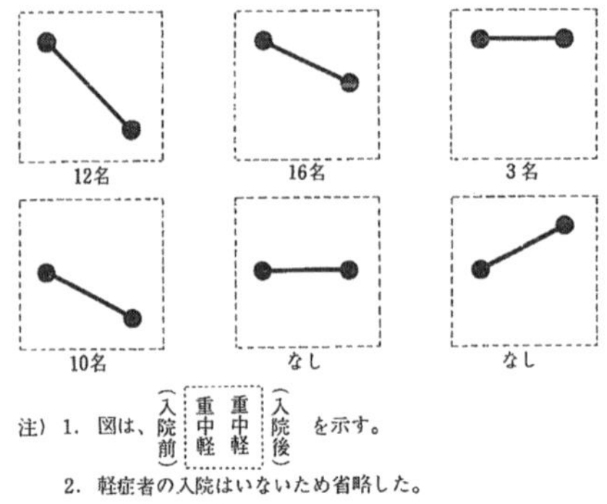

図2　入院後の重症度の変化パターン

長期入院の必要なぜんそく児とは

こうした効果抜群の長期入院鍛練療法も、すべてのぜんそく児に勧められるというものではありません。私はたくさんのぜんそく児を診療していますが、原則的には外来通院で、つまり親のひざもとで治療していこうという考え方です。大切な成長期を家庭で過ごしたほうが良いのは当り前すぎることです。

表3　長期入院療法の適応

1. 発作頻発のため就学困難
2. ステロイド離脱が困難な者
3. 心因性の関与が強いと思われる者
4. 長期的観察の必要性

》注意を要する項目《

a. 知能のレベル
b. 家族の理解度
c. 集団生活になじめるか

しかし、表3にあげたような場合は、長期入院して“鍛練療法”をやってみることを一考する余地があります。特に、ステロイド・ホルモンのような強い薬を使わないと発作が治まらなくなってしまった難治型のぜんそく児をお持ちのお母さん方には、ぜひお薦めしたいと思います。もちろん、現在かかりつけの主治医の先生と充分相談していただくことが前提です。

家庭でできる鍛練療法

それでは、家庭でも気軽に取り組める鍛練療法をご紹介しましょう。

(一)　乾布マサツ

毎朝、起床時に上半身裸になって、乾いた布で皮膚をこするのです。たわしを使う場合もあります。後述する“水かぶり”でもそうですが、子どもにだけさせるのではなく、親も一緒になってつきあうことが大切です。

リズミカルな音楽をカセット・テープに入れて、それを流しながらやれば一層効果的です。

なお、アトピー性皮膚炎の強い患児は控えたほうが良いとの意見もあります。

（二）　薄着

ぜんそく児は、随伴症状として鼻汁が良く出たり咳をしたりするので、つい厚着にさせがちです。急に薄着にすることはできませんので、現在、たくさん着ている子供さんは今年から一枚だけ減らしましょう。おじいちゃん、おばあちゃんにも充分説明して、ご理解を得て下さい。

（三）　水かぶり

湯あがりに、水あるいはぬるま湯を数回かぶる方法です。夏だとスムーズに始めることができますから、寒くなっても頑張って続けて下さい。幼児の場合は、泣き笑いしながらでも、お母さんと水のかけ合いっこをすれば良いでしょう。

（四）　腹式呼吸

ぜんそく発作がおこると、息を吐き出し難くなる呼吸困難が起こります。したがって、普段から、発作に備えて効率の良い腹式呼吸を練習しておかねばなりません。ぜんそく体操が一番なのですが、覚える手間がかかりますし、なかなか続きません。そこで、もっと簡単な呼吸練習法をやってみましょう。

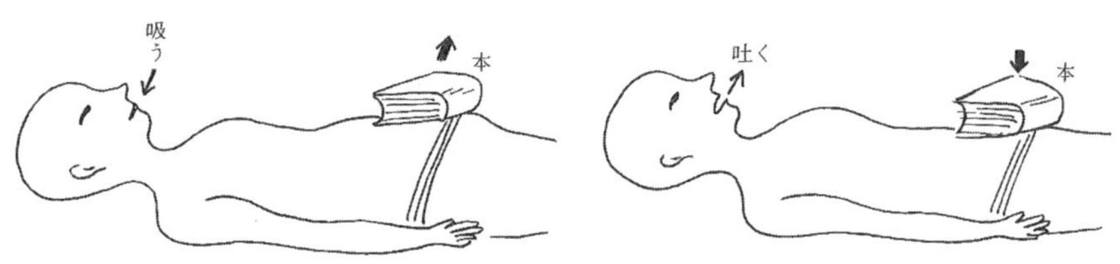

図３　腹式呼吸練習法

図3を御覧下さい。就寝時、あお向けになってお腹の上に本を置きます。そして、ゆっくり息を吸って本が上がるようにします。次に、ゆっくり息を吐き出して本を下げます。このように呼吸と本の上下運動を、タイミング良く5～10分間、毎晩続けるのです。本の重さは、年齢によって適当に加減して下さい。

(五) 課外活動

小学校3年生以上の子どもさんは、学校でリコーダー（たて笛）をやっているはずです。これは肺にも大きな負担がかかりませんし、腹式呼吸の練習にもなります。うまくなると、とても美しい曲が吹けます。みんなで合奏してみて下さい。

休みの日には、家にとじこもっていないで戸外へ出ましょう。ハイキングやジョギング、水泳――何度か発作で失敗しても、くじけず頑張るのです。

ぜんそく児と運動

少し話題は変わりますが、“鍛練療法”を始める前に念頭に置いていただきたいことがあります。それは、ぜんそく児が運動をした際、一時的に発作が起こる傾向があるということです。いわゆる運動誘発ぜんそく（26頁参照）といわれるものですが、これは患児の重症度や運動の種類、あるいは季節によっても異なり、その本態はまだつかめていません。これまでの研究によると、どうもランニングは比較的誘発しやすく、水泳は発作が起こりにくいらしいのです。ですから、何が何でも鍛練というのではなく、その子供に応じた運動をみつけて

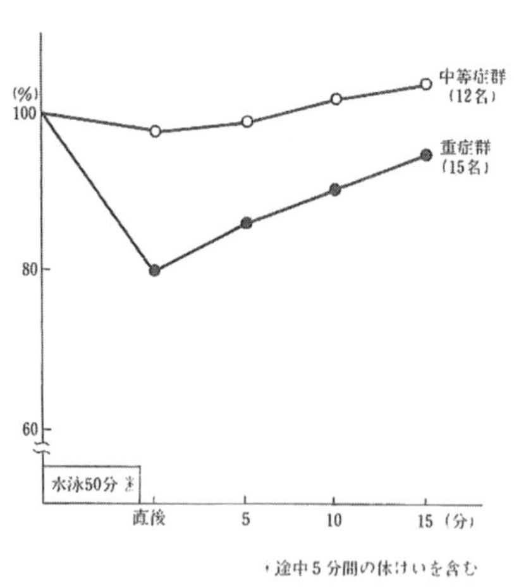

図4　水泳による肺機能の変化（%1秒量）

やること、また運動前にはウォーミング・アップを充分したり、インタールという吸入薬を使用する等の工夫も必要になってきます。

図４は、私どもの病院に入院中のぜんそく児が水泳をした前後の肺のはたらきを調べたものです。中等症の子供は特に変化が認められませんが、重症児は一時的に肺機能が落ち込み、その後約20分で回復します。こうした発作は、大抵の場合、腹式呼吸で治まり投薬はほとんどしません。

作文集『はぐるま』から

さあ、いよいよ“鍛練療法”に取り組むわけですが、春～梅雨期や秋など発作好発時期に開始するのは避けた方が無難です。発作が起こると、かえって自信を失う場合があるからです。やはり夏が最適でしょう。各地で開かれるぜんそく児のサマー・キャンプなどに参加させるのも非常に効果的です。

昨年、当院では神戸大学小児科や上野ヶ原養護学校の協力のもとに、3泊4日の日程で第1回ぜんそくサマー・スクールを開きました。長期入院療法の一年間のスケジュールの縮刷版ともいうべきもので、小学2年～5年のぜんそく児23名が参加し、好評を博しました。

小学3年生のI君は、この時の思い出を作文にしたところ、神戸市の小学校生徒の作文集『はぐるま』に載りました。お母さんから送っていただきましたので、その一部をご紹介します。

このキャンプには、おとうさんも、おかあさんも、いけません。ぼく一人で、さんかするのです。うまれてはじめて、おかあさんと、はなれて、一人でいくんです。……

十月になって、きのうのばん、また、ぜんそくのほっさがでたのです。おかあさんは、「ほんとにこの夏は、よくがんばって体もきたえたのにねえ」と、とても、かなしそうな顔をしたのですが、ぼくは、ちがいます。サマースクールで、友だちになっただいとうりょうや、シュークリーム（いずれもサマー・スクールの友だちのあだ名）も、いや、あの時の、みんながぜんそくに、くるしんでいるのだと思うと、いつもより、ずっと、

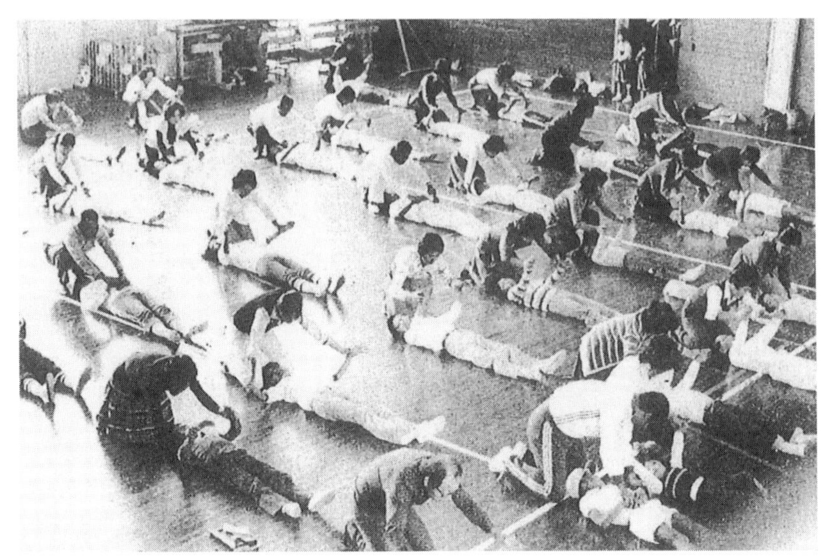

ぜんそく体操—発作にそなえて呼吸練習を…

がんばることができました。ぼくは、サマーキャンプにいけて、ほんとうによかったと思います。

むすび

家庭での鍛練は、重症度によっては他の薬物療法や減感作療法と並行してやってみて初めて効果があがるものです。そのためには、次から次へとお医者さんを替えずに、ホームドクターと専門医のパイプを大切にして下さい。

ぜんそくは、発作のときは救急疾患のようにみえますが、実際は経過の長い慢性の病気だということを忘れないで下さい。だから、発作が起こってもあわてず、「また悪友が訪ねて来たな」くらいの気持ちで応対して欲しいのです。

（文中の写真は、県立上野ケ原養護学校教頭河南桂太郎先生に提供していただいたものです。）

（1979年3月20日／「グリーンライフひょうご」第5巻2号〈神戸新聞出版センター〉）

冬に流行する病気

インフルエンザと感染性胃腸炎

これから寒くなる冬期に流行する病気の代表格は、インフルエンザと感染性胃腸炎です。高齢者や乳幼児は特に重症化し易いので要注意です。

インフルエンザ

例年、諏訪地方では12月上旬から3月にかけて流行します。インフルエンザウィルスが鼻やのどから入って発症します。①突然の発症、②38℃を超える発熱、③上気道の症状、④全身倦怠が特徴ですが、高齢者では高熱が出ないこともあります。医療機関で鼻水を綿棒で取って迅速診断が可能です。

乳幼児では脳症、高齢者では肺炎の合併に注目されています。その他、中耳炎や心筋炎なども起こります。

インフルエンザが流行する前にワクチンを接種しておくのが、現在の有効な予防法です。但し、ワクチンはA型2種類、B型1種類の3種混合ワクチン[(註)]で、今シーズンに異なったタイプが流行すると効かないので、普段から手洗い、うがいの習慣を身につけておくことが大切です。

治療は、安静にして免疫力を高め、抗インフルエンザ薬を服用します。

なお、保育園や学校への登園・登校基準が2012年4月から変更になっているので要注意です。「発症した後5日を経過し、かつ、解熱した後2日（幼児にあっては3日）を経過するまで」となっており、最低でも5日間は休ませねばなりません。

感染性胃腸炎

いきなり嘔吐・下痢で始まり、腹痛・発熱を伴います。お腹の風邪とか急性胃腸炎とも呼ばれ、多種多様なウィルス、細菌が原因で起こります。

代表的なものはノロウィルスです。

1968年、米国のノーウォークという町の小学校で急性胃腸炎が集団発

感染性胃腸炎の流行状況（長野県の感染症情報から）

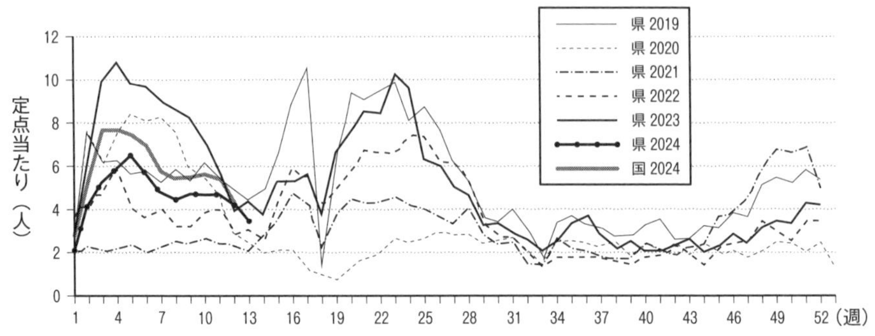

生しました。この原因ウィルスがノーウォークウィルスと命名されました。その後、電子顕微鏡の進歩に伴い「小型球形ウィルス」と呼ばれていましたが、2002年、町の名前を取ってノロウィルスとなりました。ノロウィルスは培養して増やすことに成功していないので、ワクチンは作られていません。但し、ロタウイルスには乳児用ワクチンがあります。

潜伏期間は12～72時間で、主に口から入って感染します。感染力は強力で、ノロウィルスの付着したトイレのドアノブや家具などを触って広がっていきます。特に便や吐物には大量のウィルスが含まれていますので、消毒が重要です。

この場合、アルコールは無効でキッチンハイターなどの塩素系漂白剤を使う必要があります。衣類やじゅうたんなど色が落ちて困るものは、熱湯消毒です。吐物などを処理した手は、厳重に石けんで手洗いします。これを怠ると、家族中に一気に広がります。

治療薬はなく、水分を少しずつ補給し脱水を防ぐことです。重湯、イオン水、果汁、梅干し付きおかゆなど、炭水化物を中心に摂取します。嘔吐・下痢が激しく、一滴も水分がとれない場合は点滴とか入院が必要となります。

嘔吐・下痢のあるうちは保育園・学校は休ませて家庭で養生して下さい。登園・登校許可証は原則不要です。

通常、3日以内に回復しますが、症状が無くなってから10日間程度、糞便にはウィルスが排泄されるので要注意です。

おわりに

いずれの病気も、外出から帰ったら必ずうがい・手洗い、そしてトイレの後や食事の前は石けんでしっかり手を洗う基本的衛生習慣を身につけることが大切です。

この冬を元気に乗り切りましょう。

(2012年11月25日／中大塩2区分館報)

（註）現在はＡ型２種類・Ｂ型２種類の４価ワクチンです。

慢性疾患児の医療を考える

表1　病気の子どもと教育

明治39年	東京市・精華小学校の身体的特別保育 富国強兵の国是のもと、結核予防の一環として重視
昭和9年	文部省10年計画 養護学校1000校、養護学級5000学級
昭和17年	養護学級1616学級 （措置児童64891人）
昭和21年	滋賀県八幡小学校に虚弱学級
昭和22年	国立兵庫療養所内に道場小学校分校
昭和28年	兵庫県立上野ヶ原養護学校に発展
昭和43年	当院より通学したものが953名に達した
昭和46年	学習指導要領に養護・調練が取り入れられる。この前後より結核が激減し、喘息を中心とした慢性疾患が増加

人類の歴史の中で、子どもの病気の多くは急性に経過し、しばしば死に至るものであった。

20世紀に入って、結核症が富国強兵策のもとに重要視された時代を経て、第二次大戦後、小児の栄養が向上し、医学が著しい進歩をとげたこととあいまって、喘息などの慢性疾患が新たな問題となってきた（**表1**）。

現在、全国の国立療養所には千数百名の慢性疾患児が病気と闘いながら療養生活を送っているが、入院前の長期欠席からくる学習空白が、子ども達の進路に重くのしかかっている。

一昨年、厚生省・小児慢性疾患の治療と管理に関する研究会（根本紀夫会長）で実施した慢性疾患児の学力実態調査では、小4頃より低下傾向が認められ、学年を長ずる程、その傾向は著しくなっていた（**図1**）。

医療にたずさわる者や、家族、教師が、病気の子どもを総合的視野に立ってみていくことによって、学習空白から生ずる様々な問題を、かなり食い止めることが出来るはずである。

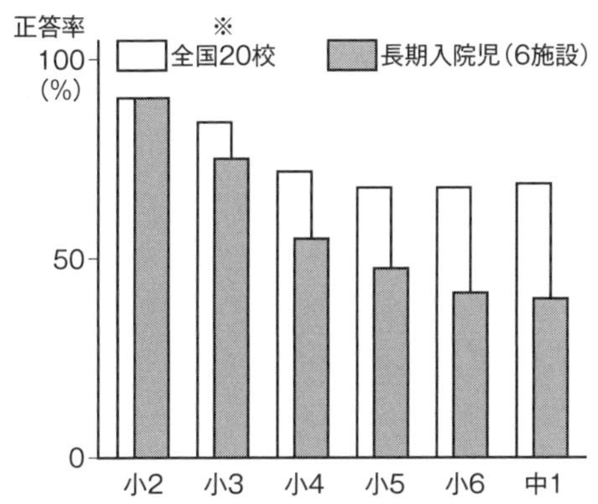

図1　算数のつまずきテスト正答率

※金児賢治『算数のつまずきとその指導』(東京書籍)

また、今日、政策的にも流れが老人医療に傾斜しつつあり、小児医療や福祉が忘れられがちであるが、平田美穂*先生の"21世紀の子どもたちの幸せを願っての提言"にもあるように「超高齢化社会となる将来の日本をささえる原点は、"21世紀の子どもたち"である」ことを銘記すべきであろう。

(1987年12月／「小児保健ひょうご」第4号)

*平田美穂　国立小児病院（現成育医療センター）に次いで、日本で2番目に出来た兵庫県立こども病院の初代院長

「予防接種の変遷」雑感

はじめに

「予防接種の変遷」という原稿を依頼されたのを機に、医師になって30余年間の、私自身と予防接種の関わりをふり返ってみた。すると長かった勤務医時代には実際の接種業務に殆ど携わっていないことが分かった。

これは、病院ではなく地域の医師会が、予防接種を積極的に担ってきたからであろう。

そんな訳でこれまでのエピソードは余り無いが、少し掘り起こしてみて自分史的にまとめてみた。

1）初体験

実際に予防接種というものを経験したのは小児科の医局に入って間もない頃であった。

入局した年の5月、新入医局員の歓迎会を兼ねて、海辺のM町に一泊の医局旅行をした。その折、町長自ら宿に挨拶にきて大歓待だったのだ。漁港のある町だったので、取れたての大きな鯛が出され、一同、大感激したのを憶えている。

数ヶ月後、私は山陽本線の列車の中で揺られていた。フランス留学から帰国直後の中村肇先生（現兵庫県立こども病院院長）のお供で、M町の子ども達の予防接種に連れて行ってもらったのだ。

その時初めて、予防注射の仕方を教わった。三種混合ワクチン（DPT）だったと思うが、当時は未だ数名に1本の注射器で、針だけを交換していた。

初めての予防接種は緊張の連続のうちに終了した。

予防接種だけでなく、接待とその後に回される付けという社会の現実も同時に初体験したのだった。

２）DPTワクチンの中止

1970年代、DPT接種の後に死亡する事例が続き、DPTは一時中止、接種年齢の延期という事態になった。

ちょうどその頃、我が家には長男が生まれていたが、中止の時期と重なったためDPTの接種が出来なくなり、さらに運悪く百日咳に罹患してしまった。

子どもは、毎晩のようにスタッカートの激しい咳を伴うレプリーゼに襲われた[註1]。

本人が一番苦しかったと思うが、見ている私も、とても辛かった。

この貴重な経験から、接種再開後も散発していた百日咳を外来で見落とすことは無かった。

３）開発途上の水痘ワクチンと小児病棟

大学病院にいた頃、10階の小児病棟には、常にネフローゼ症候群や白血病の子どもが入院していた。

水痘などは原則入院は無かったが、面会日に持ち込まれたり、潜伏期の子どもが別の病気で入院したときには、病棟内で拡がってしまう。

一旦、小児病棟で水痘が発生すると、免疫不全状態にある子ども達には、生命の重大な危機であった。

当時はまだ水痘ワクチンは開発途上で、阪大微研が世界に先駆けて治験を重ねていた。

そこで誰かが大阪まで走ってワクチンを分けて頂き、とんぼ返りで病棟に戻って患児に接種するわけである。

私は、こういう事例の主治医になったことはないので、よく憶えていないが、病棟の切迫した、慌ただしい雰囲気は印象に残っている。

この水痘ワクチンは、1987年には免疫不全状態の児に限って認可され、現在の任意接種に至っている[註2]。

日医FAXニュース1523号（2005.3.8）によると、厚生労働省の「予防接種に関する検討会」は、3月4日、水痘ワクチンを予防接種法で定期接種とする方向で意見が一致した、と伝えている。

4）アレルギーの子どもと予防接種

予防接種法の改正によって、「接種成分によるアレルギーのおそれが明らかな者」は禁忌だったが、「接種しようとする接種液の成分によりアレルギーを呈するおそれのある者」は接種の判断を行なうに際し注意を要する、に変更された。

一般的に問題になるのは、麻疹、ムンプス、インフルエンザワクチンを卵アレルギーの子どもに接種する場合であろう。

一時、麻疹ワクチンでアレルギー児の事故があったが、約10数年前に、原因が鶏卵成分由来のものからではなく、安定剤として添加されたゼラチンによることが明らかになった。

当時、このことを解明した姫路赤十字病院小児科（当時）黒坂文武先生は添加されたゼラチンを入手するのに、企業秘密の壁があり結構苦労したらしい。

現在、卵アレルギー児の麻疹接種には、厚労省のガイドラインによると、事前の皮内反応が必要だが、昨年（2004年）の小児アレルギー学会では、皮内テストは廃止しても良いのではないかという議論が盛んになされていた（註3）。

インフルエンザワクチンについては、小児に於ける効果そのものに意見が分かれているので、私はリスクを無視してまで卵アレルギーの子どもに接種していない。

5）予防接種の将来

今後、ますます各種のウイルスや細菌感染症に対する個別ワクチンが開発されていくだろうし、MMRで一時頓挫した混合ワクチン論も活発になっていくだろう（註4）。

しかし、急速に加速する少子化時代を乗り越えていくためには、予防接種の実施を、自己責任ではなく、国の負担に於いて実施していかねばならない。

ハイリスク児に対しても、小児一般の予防接種に対しても然りである。

予防接種の経済効率を単純な医療経済論から論議するのは、まさに「木を見て森を見ず」である。

年金・保険・税を払って、将来の日本を発展させ、支えていくのは現在の子ども達なのである。

(2005年5月1日／「長野医報」第515号)

(註1) コン、コン、コン、コン、……ヒューと内に引き、一瞬呼吸が止まる咳嗽発作のくり返し。

(註2) 2014年から定期予防接種（A類）に指定された。

(註3) 現在では皮内反応は不要となっている。

(註4) 従来の4種混合ワクチンにHibを加えた5混ワクチンの定期接種が令和6年4月1日より始まっている。

自然に治そう、インフルエンザ

未明の会見

3月21日、厚労省は異例とも言える未明の記者会見を行なって、抗インフルエンザ薬オセルタミビル（商品名タミフル）の十代の患者に対する使用を制限した。言うまでもなく、タミフルを服用した子どもがマンションから飛び降りて死亡するなど異常死が相次いだからである。

わずか二十日前には、タミフル服薬と異常死の関連性を完全否定し、「タミフル服用の有無にかかわらず、インフルエンザに罹（り）患した未成年者を2日間は目を離さないよう」注意を喚起したばかりだったので、この発表には、変わり身の早さにいささか驚いたものだ。

インフルエンザはかぜじゃない？

そもそもインフルエンザは、少し前までは流行性感冒といって、いわゆる風邪症候群の一つだった。

ところが、いつのころからか厚労省は「インフルエンザはかぜじゃない」というキャンペーンを張りだし、48時間以内に医療機関を受診し、ちゃんとした治療を受けるよう強く促しはじめた。

これはウイルス学や臨床免疫学の進歩によって、インフルエンザの迅速診断が可能になったことと、インフルエンザ・ウイルスの増殖を抑える薬物（その代表がタミフル）が相次いで開発されたことによることが大きい。

発売当初、タミフルが品薄になり、我が子のために薬を求めて数十キロ離れた町まで母親が出かけたという報道も記憶に新しい。

インフルエンザ脳症

しかし、ここで重要なことは、これまでのところタミフルはインフルエンザ脳症を予防できるというデータはないので、インフルエンザは怖い、だからタミフル服用という図式は成り立たないのである。

その意味では、死亡率が高いといわれる1歳から9歳までは投与可としたのにも疑問が残る。

もともとインフルエンザは高熱は数日間続くが自然に治る病気である。

しかし、残念ながら原因不明の脳症が発生することも事実である。

厚労省は、以前からインフルエンザ脳症に関する研究班を組織しており、そこで明らかになっていることは、解熱剤の中でもよく効くとされている非ステロイド系消炎鎮痛剤を使用した群はアセトアミノフェンに比べて脳症の発生率が高いということである。

従って、こうした解熱剤は決して使用してはならない(註)。

また、これまでに不幸にしてインフルエンザ脳症に罹患された方々のデータが、この研究班に集約されているので、タミフルやその他の抗インフルエンザ薬の脳症に対する効果も、追跡可能であるし、ぜひ、研究結果の詳細を公表してほしいものである。

そして世界中で日本に多いとされているインフルエンザ脳症に対する基礎研究に、国がもっと支援をすべきであろう。

そうすれば研究者が李下に冠的な研究費を製薬会社からもらわずに済む。

自然に治そう、インフルエンザ

最後に、厚労省は、インフルエンザにかかった子どもさんの9割は、タミフルを服用していると言ったが、これは必ずしも正しくない。

私はタミフル発売以来、インフルエンザの患者さんまたはご家族に、自然に治すことができることを繰り返し説明し（インフォームド・コンセント）、治療を行なってきたが、10人中およそ3人は、抗インフルエンザ薬に頼らず自然に治すことを選択された。

しかし、タミフルの副作用の可能性が連日報道されて以来、この比率は10人中およそ9人と逆転した。

少しは時間がかかるかもしれないが、人間には病気を癒やす免疫力がある。

インフルエンザは薬に頼らず自然に治そう。

（2007年3月24日／長野日報）

（註）コロナ禍の中、阪大感染症制御学の忽那賢志教授は解禁した。

学校保健と新型インフルエンザ

はじめに

思えば、昨年4月にカナダから帰国した修学旅行の高校生が新型インフルエンザを発症し成田で足止めされた時は、いよいよ日本でも戦いが始まった、と緊張感がみなぎったものだ。そして、検疫中心の予防体制が強化されたが、海外渡航歴のない神戸市の県立高校生の発症が明らかになるに至って、猫の手ならぬ東大教授までかりだした検疫システムは脆くも崩れ去った。長野県内の初発症例については、長野医報565号（2009.7）13頁の塚平晃弘先生の論文を参照されたい。その後は、朝令暮改とも言える厚労省の頻繁な方針変更を理解し、ついていくのに苦労する日々が続いた。資料類は何冊ものファイルとなった。

本稿では主として「学校保健」にスポットを当て、中でもワクチン集団接種と「治癒報告書」について触れてみたい。

小児のワクチン集団接種

1）あくまで任意接種

国民から待望された新型インフルエンザワクチン接種は、国産ワクチン完成まで時間を費やした上に、ふたを開けてみれば、任意接種であるにも関わらず、接種対象、時期、ワクチン供給と価格設定から卸業者選定に至るまで、全てお上が決定するという異例の展開となった。

茅野市地区医師会では、早い段階から予防接種及び小児保健部会で、個別接種だけでは立ちゆかないと予想し、小児の集団接種を模索した。一方、行政のスタンスは「任意接種なので建物等設備はお貸しするが、医療機関で対応していただきたい」との一点張りであった。

しかし、幾度となく話し合いが繰り返され、最終的には小口晋平地区医師会長が強力に市当局を押して、小児の集団接種を地区医師会と茅野市が協力して行なうことになった。但し、国の方針で実施主体はあくまで医療機関だったので、医師会の特定の診療所名義で実施する選択肢もあったが、会員の意向で組合立諏訪中央病院の分院であるリバーサイドクリニックの安藤所長に協力をお願いした。

2）中学生は学校で

市民への案内文書は、市長と地区医師会長の連名で出された。

1歳から小学校6年生までは、夜間および土曜日午後に集団接種（健康管理センターで実施）と各医療機関での個別接種を並行して行うこととし、中学生は市教委と学校の全面的な協力のもと市内の4中学校で午後に実施した。これは、中学生も保護者の同意があれば付き添い無しで実施可能と、厚労省が途中から認めたことが大きく貢献している。早生まれの中1で13歳未満の生徒は、2回目の接種が必要だったので、追加分は、前述のリバーサイドに足を運んでもらった。

マンパワーについては、当初、医師会で自力調達の予定であったが、市の協力が決定してからは、医師の出役を除いて、市の担当者が全部手配してくれ、スムーズに事が運んだ。ワクチン購入や注射器等はリバーサイドが担当した。

予約日当日は、どこもそうだったと思うが、健康管理センターも朝から電話が鳴りっぱなしで、午後早々に予定分の予約が一杯になった。個別だけで行なっていたらどうなったことか。医師は、新型インフルエンザ接種に手を挙げた医療機関の先生方25名が御多忙にもかかわらず、のべ76回の出役に汗を流して下さった。心から感謝申し上げる次第である。

後日、収益金の決済をめぐって、事業主体が不明だったとのクレームも出たが、国の予防接種実施計画が五里霧中だった中、尻込みする行政を説得しよくここまでやれたと思っている。茅野市が集団接種の方向に舵を切ってから、近隣の市町村も続々実施決定してくれたことも接種率の向上に寄与し、努力の甲斐があったというものだ。

3）茅野市における集団接種の状況

さて**表１**に小児の新型インフルエンザ接種状況を示しておく。接種率は基礎疾患のある者を含めると、1歳から小学3年は51.3％、小学4～6年は26.4％、中学生は46.5％であった。対象者数にはすでに罹患した者も含ま

表1　小児の接種概況（茅野市2009.10.1 ~ 2010.2.28）

	集団接種	基礎疾患	個別接種	接種者数	対象人数	接種率%	集団割合
1歳~小3	633	288	1559	2510	4896	51.3%	26.4%
小4 ~小6	239	92	121	452	1712	26.4%	52.9%
中学生	657	54	37	748	1608	46.5%	87.8%
65歳以上	—	1770	1164	2934	13418	21.9%	—

＊接種者数は1回目を基本としている。
＊既感染者も対象者数に含まれている。

表2　インフルエンザワクチン接種率と接種後の罹患状況調査

（茅野市4中学校）　2010.2

	ワクチン接種前の罹患者数	ワクチン接種人数	ワクチン接種後の罹患者数（註1）		学年人数	接種率（註2）
			接種者	未接種者		
中1	179	197	2	3	528	56.4%
中2	156	173	5	7	525	46.9%
中3	145	287	1	1	555	70.0%
合計	480	657	8	11	1608	58.2%

（註1）ワクチン接種後の罹患者数のうち、7名は、接種日の1 ～ 2日後に発症したので、接種日にはすでに罹患していた可能性があります（内訳は、2年生2名、未接種者の3名。3年接種者の1名、未接種者の1名）。
（註2）すでに罹患した者を除く。

れている。集団接種の割合は、それぞれ26.4%、52.9%、87.8%であった。

参考までに65歳以上の高齢者の接種率は21.9%と低かった。接種時期が後回しになったことが原因の一つとも考えられるが、費用負担の面の検討も必要であろう。

表2は中学生の集団接種を示したものである。既感染者を除いた接種率は中1、中2がそれぞれ56.4%、46.9%、受験を控えた中3は70.0%と高かった。接種後、発症した者が7名居たが、これは全て接種後1～2日目の発症であり、接種前に既に感染していた可能性が高い。

新型インフルエンザ予防接種の有効性を検討する際、これら直後に発症した生徒を既罹患者として扱うと、表3の如くなり、P＜0.005にて、接種

表3　新型インフルエンザワクチンの有効性

	未感染	感染	合計
接種者	649	1	650
非接種者	460	11	471
	1109	12	1121

P＜0.005（茅野市内4中学校　2010）

した生徒と接種していない生徒の間には発症に有意差があるといえる。しかし、流行終末期の1月中旬から下旬にかけての接種でもあり、個別接種に回った一部の生徒は把握できないので、一つの参考データと考えたい。

「治癒報告書」について

1)「鳥」と「ブタ」

新型インフルエンザの襲来に備えて、地方自治体や企業は「対応マニュアル」をあらかじめ準備していた。その骨子は「鳥」インフルエンザを想定したものであり、国の初期の対応と同じく厳しいものであった。

今回の流行は「ブタ」インフルエンザと判明し、その毒性も「鳥」と比較して弱いことが臨床的に確かめられてからも、依然として「鳥」マニュアル通りの行動計画が実施されたため、様々な問題が生じた。

事業所の一部は、出社にあたって治癒証明はもとより、自身がかかっていなくても、子どもなどの家族に感染者が出たら、本人は感染していないという証明書（主に迅速診断）を出させた。一方、学校や保育園は、感染したら、兄弟の登校・登園を自粛（禁止でないのがミソ）するよう指導した。

こうした事業所の対応を重く見た厚労省は、「従業者等の再出勤に先立って医療機関を受診させ治癒証明書を取得させる意義はない」「症状がないにもかかわらず感染していないことを証明するために簡易迅速診断検査を行う意義はない」という、いわば当然とも思える事務連絡を10月16日付けで各事業所に出したのだ。

2) 文科省、大人と小児を同列視

ところが文科省は何を勘違いしたのか、3日後、「これを踏まえ……児

童生徒等の出席停止を行なった場合等でも再出席に先立って治癒証明書を取得させる意義はない」として大人と小児を同列に扱い、現行システムを根本的に変更する事務連絡を各都道府県の所管に通知した。都道府県の対応はいつになく迅速で、関係医療機関となんら協議もなく、マスメディアに流し、一斉報道されたため現場は混乱した。保護者が「治癒報告書」なるものを提出すればそれでOKというのだ。

学校感染症の扱いは、長年にわたって医療と教育が連携しつつ、学校保健法（現学校保健安全法）に基づいて判断基準が決められていたが、一片の事務連絡によって現行システムを葬り去った。一体、県と医師会のパイプはどうなってしまったのか？

長野日報（2009.10.27）によると「治癒証明書などの発行が医療機関の負担になっている」との県教委見解を紹介していたが、私ども医師は、学校や保育園で子どもたちを感染症から守るために、日夜努力をしている。登校許可書もその一環で、いかに日常診療で忙しくても、そして負担に感じていても、子どもたちの健康を考えるからこそ、無料もしくは低料金で応じている。パンデミックの極期ならいざ知らず、急増期に医師が関わらずに保護者の判断だけで感染拡大が防げるのか？　重要な感染ルートである部活や課外活動はコントロール出来るのか？　現実に教師や保護者が最短7日間のルールを守らない事例が少なからず認められた事は本システムの限界を示している。

3)「治癒報告書」に関するアンケート

報道直後、市教委より「インフルエンザ治癒証明書について」というFAXが新型インフルエンザ診療機関宛に送付され、「ご検討をお願いします」と書かれてあった。ちょうど、小生は茅野市小児保健会に関わっているので、地区医師会員に緊急アンケートを実施した（**図1**）。

回収率は70%で、登校許可書（治癒証明書）が必要と答えた方は79%であった。主な理由は、治癒判定は医学的知識のある人が専らすべきこと。感染経路の遮断が最肝要。保護者に治癒判断を任せることは感染拡大を助長する危険がある、などであった。不要は0%、その他が21%で、有症状なら許可書の可否について医師が判断したらどうか、というご意見があった。

図１．インフルエンザ治癒証明書に関する緊急アンケートおよび回答

（2009.10.28）

Ｑ１．新型インフルエンザに罹患した子どもの医師による登校許可書（治癒証明書）は必要でしょうか？

１．必要　79%　　２．不要　０%　　３．その他　21%

Ｑ２．その理由を簡単にお聞かせ下さい。

> 治ゆ判定は医学的知識のある人が専らすべきこと。感染経路の遮断が最肝要。その子の健康状態全体をみて判断している。感染を広めないため。医師による判断必要。保護者に治癒判断を任せることは感染拡大を助長する危険がある。熱がない、セキが少ない等で判断すればよいのなら医者はいらない。許可証なしで登校可、ただし有症状なら許可書の可否について医師が判断したらどうか。面倒といえば面倒である。症状診断例などは医師が関わった方が確実。等

Ｑ３．今回の通知では「インフルエンザ」と一括りになっていますが、季節型とＨ１Ｎ１インフルエンザＡ（ブタ）を出席停止という観点から考えた場合、臨床的に同一に扱って良いでしょうか。

１．良い　31%　　２．区別すべき　31%　　３．その他　38%

Ｑ４．治癒の根拠は、発熱だけになっていますが、咳などの随伴症状は考慮しなくて良いでしょうか。

１．不要　7%　　２．重い随伴症状があれば延期すべき　86%

３．その他　7%

Ｑ５．「治癒しており他に感染のおそれはない」ことを公的な文書にするのは医業に関わることではないかとの指摘がありますが、どう思われますか。

１．思わない　7%　　２．医業である　64%　　３．その他　29%

Ｑ６．今回の「治癒報告書」はインフルエンザに限られていますが、今後、水痘やその他の学校感染症に波及していく恐れはないでしょうか。

１．他の学校感染症も保護者による「治癒報告書」で良い　0%

２．医師による登校許可書（治癒証明書）は必要である　85%

３．その他　15%

Ｑ７．登校許可証を記載するのは負担なのでやめて良いとお考えですか。

１．やめて良い　0%　　２．続けるのが良い　86%

３．その他　14%

Ｑ８．その他、何でもご自由にお書き下さい。

この結果を踏まえ、11月8日に学校医と市教委を中心とした市のメンバーとの話し合いがもたれ、小口地区医師会長の判断で従来通りの登校許可書を発行することに同意することとなった。残念ながら、私学や市外に通学する生徒、それに高校生には手が届かず、「治癒報告書」となってしまった。また、この報告書は「新型」に限定されていないので、今後、季節型インフルエンザにも適応される恐れがあるし、他の学校感染症にさえ拡大される可能性すらある。教育行政は役所の縄張りを超えて、医療と協力しながら、子どもや児童・生徒の健康第一の施策を実施して欲しいものである。

おわりに

限られた紙面で、小児集団接種の経験と、登校停止解除の際の重大なシステム変更である「治癒報告書」について、茅野地区医師会のアンケート結果を紹介した。短期間にめまぐるしく動いた国の新型インフルエンザ対策であったが、十分な検証を行なって、この度の貴重な経験を礎に、きたるべき鳥インフルエンザ対策に生かさねばならない。

稿を終えるにあたり、貴重な資料をご提供下さった茅野市養護教諭、保健師の皆様に深謝します。

（2010年6月1日／「長野医報」第576号）

海を渡った作文

ある日のこと、子ども達と一緒に、ひまわり病棟で「運動の誘発喘息―喘息児のリハビリテーション」という映画を見ました。外国の喘息の友達がぜんそく発作に負けず、トレーニングをしている映画です。北欧の美しい自然も描かれていて、とても素晴らしい内容でした。

映画を見終わったあと、私は子ども達に感想文を書いてもらいました(註)。「外国にもぜんそくがあることを知って驚いた」とか、「映画の子どもに負けないように頑張る」とか、素直で子どもらしいタッチで書かれていました。

ところで、1981年の秋、この映画の製作者であるノルウェーのオーサイド教授が来日されたので、その機会に、私は子ども達の力作を、ぜひ先生に見て頂こうと考えたのです。それで、急遽、これらの作文を下手な英語に直して、大阪で開催されたアレルギー研究会にたずさえて行きました。会が終わったあとのパーティーの席上で、先生にお渡ししたのですが、会議中は終始難しい表情をしておられた先生も、子ども達の作文をご覧になると、とたんにお顔がほころんで、柔和な小児科医に戻りました。そして、私の手をしっかり握りしめて下さいました。

こうして、子ども達の作文は海を渡ることになったのです。今頃、はるかノルウェーの喘息児も上野ケ原の友達を思い出して、一生懸命頑張っていることでしょう。

(註)「有馬富士」第29号47頁に飯尾一恵さんの感想文が載っています。

(1983年3月31日／「有馬富士」第30号)

父兄席

僕の少年時代を振り返ってみて、学校生活の場面で親とのふれあいを一番強く感じたのは、やはり、運動会の時ではなかったかと思います。勿論、参観日にも親の姿を見て嬉しかったのですが、どちらかといえば、あっ、来てくれているなという安堵感であったように思います。

それが現在、あまり印象として残っていないのは、何度教室の後を振り向いてみても、仕事か何かの都合でとうとう最後まで来てもらえなかった時に受けた悲しみの方が深かったからでしょうか。

僕は運動は得意な方ではありませんでしたが、運動会の時にはつい親の目を意識して、一生懸命頑張ったものでした。昼休みには、先生の解散の声が聞えるや否や、一目散に父兄席へ走っていって、転んだりもしました。

そうした僕が、今では、小児科医として病弱児の療育の仕事にたずさわるようになり、上野ケ原の子ども達の運動会に御招待頂く立場になりました。その日は、主治医としてではなく家庭（病棟）から我が子を送り出す父親の一人のような気持ちで、父兄席の片隅で、子ども達を見守りながら熱くなっている次第です。

まわりの御父兄と学校の先生の顔は年々変化し、時の流れを感じさせられますが、変わらぬものは子ども達の目の輝きです。父兄席から、もう一度、大きな声援を送るのです。

（1984年3月31日／「有馬富士」第31号）

第3章

夏が来れば

夏が来れば

汗かきの私は、昔から夏が苦手である。しかし、毎年、夏に励行してきたことが二つある。一つは、6月23日の沖縄戦終結の日、広島、長崎に原爆が投下された日と、8月15日には、サイレンに合わせて、診察中でも必ず黙祷を捧げている。今日の日本は、多くの民間人や徴兵された人々の尊い犠牲の上にたっていることを確認するための意思表示である。

ドイツでは、最初の空襲から、敗戦が決定的となったドレスデンの大空襲を経て、ヒトラーがベルリンの地下壕で自殺するまで約3年かかった。日本では盾となった沖縄で多くの犠牲者が出て壊滅したのを把握しながら、「本土決戦」と称して、戦争を続行したため、東京、大阪、神戸などの空襲から原爆投下に至るまで、さらに4カ月間、犠牲者が拡大したことを忘れてはならない。

もう一つは、「梅雨明け10日間」の登山である。この時期は、アルプスなど山の気候が最も安定するとされてきたので、夏期休暇も、この時期に照準を合わせて取っていた。

しかし、近年の気候変動によって、この経験則は崩れつつあるし、何よりも普段の運動不足から来る体力の衰えから、登山番組やDVDなどの画像を眺めるだけになってしまった。しかし、この5月には夏のシーズン前、久しぶりにコロナ禍で静かな上高地を散策ができ、心が和らいだ。

（2022年8月5日／兵庫保険医新聞）

嬰児殺（えいじごろし）

生まれたばかりの赤ちゃんを放置して餓死させたり、直接殺したりする事件（嬰児殺）の報道が絶えない。その際、母親のことばかり書かれているが、赤ちゃんはコウノトリが運んでくるわけではない。妊娠の原因を作った男性がいるはずである。ここをもっと掘り下げないと、女性だけの責任のように感じてしまう。

さらに、子育て支援が「異次元」になっても不備だらけで、出産や育児にも多くの費用がかかるし、現行の育児休業制度では経済的支援が全く不十分だ。

最近、ネットに「電車の中で乳母車が迷惑だ」というような投稿があって議論が白熱していたらしいが、はるか50年前、学生時代に滞在したスイスでは、乳母車の女性がいると、周りの人たちが率先してかかえて、ごく自然に車内に入れていた。

地域や企業ぐるみで、掛け声だけではなく、実質的な子育てを支援する仕組みの立ち上げが急務である。

（2023年７月５日／兵庫保険医新聞）

ジェネリック医薬品について

何かの病気になった時、健康保険でしばしばお世話になるのが薬です。

ちなみに我が国の薬剤費の保険給付費に占める割合は、約2割で6兆円超です(註)。

茅野市の国保総医療費（平成18年度）は、約32億円で、調剤費（医療機関窓口での個人支払分を含む）は4億6千万円でおよそ14・3%を占めています。ただし、薬剤費を含んだ包括医療分もあることから、実際はもう少し多いと思われます。

ところで最近、ジェネリック医薬品という言葉が良く聞かれるようになりました。

これは新薬の特許切れ後に、厚労省の認可を受けて発売になる「後発医薬品」のことです。

先発医薬品と同一の有効成分を同一量含む薬で、効果、用法、量などが基本的に同一です。品質や有効性・安全性確保のため、含量規格、純度試験、溶出試験、安定性試験、生物学的同等制試験等が義務づけられています。

新薬のブランド名に対して、一般的な（英語でジェネリックといいます）名称で扱われることから、この名前があります。

ある製薬会社の一般消費者への調査では、「ジェネリック医薬品を知っているか」という問いに対して、「知っている」と答えた人は、2004年の25・8%から、92・5%（2007年）と急増しています。

厚労省は、国民医療費をさらに抑制する手段として、このジェネリック医薬品の普及を推進中です。

しかし、ここで注意しなければならないのは、世界に誇れる国民皆保険制度を有している日本の医療費は決して高くなく、国内総生産（GDP）に対する総医療費の割合は、30か国中、18番目でしかありません。

高齢化が急速に進みつつある我が国では、医療・介護を始めとした社会保障費が増えるのは当然のことです。

従って、総医療費をなんとしても抑えるというのではなく、必要なところには拠出して、節約できるところは節約するという柔軟なスタンスが必要です。

表に、先発医薬品とジェネリックの薬価を比較してみました。随分、価格が安いことにお気づきでしょう。

（表）先発医薬品とジェネリックの値段比較

（1錠あたり・円）

薬剤	先発品	ジェネリック
高脂血症薬A	131	52
抗アレルギー薬B	141	49
降圧剤C	87	19

長期に服薬する薬であれば、自己負担分がかなり違ってきます。

一方、「基盤整備が無いまま拙速に後発品を普及させることには警鐘を鳴らしたい（日本医師会）」との意見もありますので、情報公開を十分した上で、患者さんとかかりつけ医が相談して決めれば良いでしょう。

来年の医療費改定では、処方箋の様式を変更して、原則、ジェネリックが調剤されるようになると言われていますが、国の強制ではなく、患者さんや医師の自由度を保持すべきです。

（2007年8月15日／「広報ちの　健康と医療」No.286）

（註）令和元年度で約10兆円。約2、3割

開業医の落日

はじめに

思えば開業医が一番輝いていたのは、いわゆる「保険医総辞退」の頃だったろうか。

朝から晩までの忙しい診療時間の合間に、当時父は会議などで走り回っていた。

それよりもっと以前、私が子どもの頃は、大晦日も診療していたので、住み込みの従業員に紅白歌合戦(註1)を見せるために夜診を午後9時には終えたいと、お袋が気をもんでいたのが昨日のことのように目に浮かぶ。文字通り身を粉にして働いて、地域からは尊ばれていたと思う。

「保険医総辞退」を指揮したカリスマ日医会長、「けんか太郎」こと武見太郎はマスコミから批判されつつも強力なリーダーシップを発揮し、反対派もいたが全国の開業医をまとめていた。

「保険医総辞退」騒動の後、苦渋をなめた厚生省（現厚労省）は、その後、じっくり時間をかけて日医対策をとりながら、保険医療の官僚支配を推進していくが、それは武見太郎の死後、急速に強まっていった。

そしてとうとう2年前の医療費改定の際には、今まで手のつけられたことがなかった診察料の本体部分に踏み込んで、再診料の引き下げを強行したのは記憶に新しい処である。

現在、私は日本医師会長が誰かも知らない。

弁護士会と並んで日本有数の知的集団であるはずなのだが、必ずしも上手く機能していない。選挙が間接の間接、そのまた間接だから、知名度の低い会長に馴染みが無いのは当然かも知れないが、兎に角、日医会長は雲の上か霧の彼方の存在なのである。

そろそろ弁護士会のように直接民主主義も検討する余地があるのではないか。

本稿では実感として地位が下がりつつある開業医の現状を、小生の診療体験——介護と小児領域——から探ってみようと思う。

Ⅰ．介護と医療

1）在宅療養と施設入所指向

超高齢化社会が急速に進む中で医療の需要はますます高まっているが、国は医療費総枠を青空天井にするわけにはいかず、定額制を投入しながら「税と社会保障の一体改革」で総量規制を敷き混合診療を視野に入れつつ、一方では要医療者が次から次へと介護保険に流れ込んでいくのを黙認することが予想される。

開業医は過酷な競争に引きずり込まれると共に、少子化に伴って介護保険の支え手が確実に細ってくるため、介護保険も厳しい状況に追い込まれる。

医療は出来高払いの自由市場のように見えるが、国定価格である上、医療費総枠規制をされると、公共事業を減らされたゼネコンより劣悪な状況になることが目に見えている。ゼネコンは予算が無ければ工事をしなければ良いが、医師は患者を見捨てるわけにはいかない処が根本的に異なる。

さて国は在宅医療を推進しているが、認知症や老老介護の増加に伴って家族の施設指向は根強いものがある。従って介護施設を併設している医療機関や、施設に振り分ける役目のケアマネージャーが必然的に力を持ってくることになる。実際、在宅で診ていた方が突然施設に入所するというようなケアプランを作られたこともあった。主治医と認知症を患った患者の人間関係がいともはかなく崩れ去るのである。

2）介護施設の質とケアマネージャー

規制緩和の後、いろいろな業種が「介護」に参入し施設の新規建設が続くものの、行政がその内容を詳しく点検するところには至っていないので、施設の質にはかなりの幅があるように思える。

私の経験でも、ある施設でデイサービス中の骨折事故が続いて、結局寝たきりとなって不幸な結末に転帰することがあった。施設側はやむを得ぬ事故と捉えているのだろうが、経験や人手不足に起因していることは否定できない。

大切な患者さんを守るためにケアマネージャーにこのような施設を避けるよう要望をしたら、逆に主治医変更を誘導されてしまった。

こうしたことが昨年末から今年にかけて数件続いて、長年診ていた方が家族の意向で当院から去って行った。患者さん本人とは信頼関係で結ばれていても、認知症などを併発し介護の度合いが高まってくると、今まであまり関与しなかった親族が前面に出てきて、ケアマネージャーの意見如何で方向転換を図ってしまうのである。

また、ショートステイ・プラン作成のために定期の訪問診療の日取りを、家族の希望と称して強行に代えさせる事がある。この往診日程ではショートステイが組めないなどと家族に圧力をかけるのである。他の方の往診の日取りにも影響するし、乳児検診や予防接種の日程に影響が出るので困っている。仕方がないので1年分の訪問予定を作って、他の往診をそれに合わせるようにしているが、間隔が3週間や5週間と不定期になってしまいやり辛い。

3）医療と介護の「連携」

医療と介護の「連携」というが、医療からの情報はちゃっかり吸収し主治医の意向とは関係なくケアプランを作っていることが多い。訪問診療に行ってみたら患者さんはデイサービスに行って不在だったことも時々あった。

そんなこんなで最近では、私はケアマネージャー独自の手法から一歩引いたスタンスで仕事をしている。

本年度春の医療費及び介護保険料改訂で「居宅療養管理指導」に一方通行の情報提供が義務化された。当院では収入減とはなるが4月から請求しないこととした。その結果、気分的にずいぶん楽になった。忙しい時期に、次から次へと返事を強要する形式的なFAXが送られてきてはたまらない。「連携」の有無に係わらず患者さんに作成されるケアプランは同じである。

介護保険では、個々の医師の主導性は徐々に低下していくこととなろう。

本来、夜間・休日のバックアップ体制など、高齢化対策の中で行政が行うべき施策を医療保険の点数に転嫁した「在総診」(註2) だけは暫くは残っていくだろうが。

とはいえこれまでの経験からは、厚労省は新規点数も軌道に乗ればよく梯子を外すので、「在総診」の先生方は充分注意をされたい。

II．小児の分野——学校医、乳幼児健診

1)「校医元気で留守がいい。」

次は小児の分野で見てみよう。私は勤務医時代を含めると学校医になって30余年になるが、未だに学校医の役割がよく理解できない。一言で印象を述べるならば「校医元気で留守がいい」のではないか。

終戦直後は結核が蔓延し、小児医療も不充分だったので学校健診や胸部X線読影での校医の役割は大変大きいものがあった。しかし医療の進歩とともに児童・生徒の健康はそれぞれの主治医（かかりつけ医）が担うようになってからは校医の陰は薄れてきたと言えよう。

いじめや不登校、虐待やネグレクト、禁煙指導などは医師が関わる小児保健の分野とは見なされず、全く校医はお呼びでないのである。小児科以外の先生には少しご理解いただくのが難しいかもしれないが、側弯症やペルテスで整形外科医に相談しないのと同じようなものである。

学校検尿でも時には養護教諭によって報告なしに自動的に処理される。潜血、蛋白、尿糖が陽性に出れば、2次検尿に回されるがここに盲点がある。尿糖の場合は2次検尿で陰性でも安心は出来ず、1次で陽性に出れば要精検とせねばならない。校医の了解なく書類が処理されていた事例があり、私は校長に手紙を書いて念のために受診させたところ驚くなかれI型糖尿病であった。大抵は腎性糖尿だが、稀にこういう症例があり、多忙を理由に㊞だけを渡してはならないと、改めて再確認した次第である。

児童・生徒の安心・安全、幸せのために、学校保健にはしっかりと校医が関わって行かねばならない。

2) 乳幼児健診と医師の役割

現在の乳幼児健診は以前に比べて、子どもを取り巻く多くの職種が関わ

るようになり、しかもシステム化されてきたために内容が充実して来ている。

しかしその反面、医師の役割はと言えば、乳幼児検診の一部のパーツを担当する低賃金の臨時雇われ医師に過ぎなくなったと言える。

最近、増加傾向を辿っている発達障がいの子どもの関わりについても、機会がある度にかかりつけ医をシステム図に載せるよう進言しているが聞き入れられないままである。

信濃医療センターは大変混み合っており、投薬を受けている子どもさんの場合、母親が仕事を休んで1日仕事で薬を取りに行かれる。状態が落ち着いていれば、定期受診以外は開業の小児科医で良いのではないか。また発達障がいのお子さんも、当然、インフルエンザなどの感染症に罹患するし、予防接種も必要なので、地域の開業医の役割は重要である。

さて乳幼児健診の核を構成するのがカルテ様式であるが　私が茅野地区医師会の予防接種・乳幼児学校検診部会長の時にカルテの変更があった。乳健前の忙しい時間にいきなり印刷物を見せられて、これで良いかと言ってくる。締め切りのデッドラインも間近で部会で充分検討する余地もない。もとより共同でカルテを作っていこうなどとは考えていないことが見え見えである。他の多くの事象でもそうだが、役所は、報告＝相談と考えているのだ。

乳幼児健診の年間総括も担当医師には知らされていない。何名（%）受診して、何名が再検、精検、要治療になったかなどの基礎データを毎年フィードバックし、事例検討するなどして医師の意見にちゃんと耳を傾ける姿勢があってこそ物事は前進するし、お互いのブラッシュアップにも繋がっていくのではないか。

茅野市に来た頃、保健年報みたいな印刷物を拝見したことがあるが、それ以後、お目にかかったことはない。健診や予防接種に協力している医師全員に配布し、率直な意見を聞いて内容をさらに充実すべきであろう。

おわりに

かつて医学の知識は高価な医学書がメインルートであったために、医師以外の人が習得するのは困難であった。今日、インターネットが普及し、特定分野では医師より詳しい知識を持った人がざらにいる。さらに行政は新鮮かつ豊富な情報を大量に保有しており、現場の開業医に率直に意見を聞こうとする姿勢は極めて希薄になっていると言わざるを得ない。欲しいのは法律上の医師の資格と安い労働力だけなのである。

しかし我々開業医は、永年の臨床経験と患者さんとの日常のふれあいから生まれるエネルギーで以て、玉石混淆のインターネットでは得ることの出来ない温かく血の通った実践的な知識を有している。これらを社会に還元して役立てていくことこそ、落日の開業医に再び朝日が差す道だと愚考している。

そのためには医師会における各種専門部会の中でお互いが切磋琢磨し、それぞれの部会を核として社会や行政に積極的に進言していくことが肝要であろう。

【追記】

昨年11月の茅野地区医師会で武井義親先生から御報告があったのだが、ある市の学校健診で側弯症を見逃して裁判になったらしい。

恐れていた事が起こっている。思春期の生徒、特に女子は診察をいやがるが、校医の使命はしっかり果たさねばならない。養護教諭がキーマンなので、健診の事前指導をしっかりしてもらうことが大切である。

(2012年6月20日／「諏訪郡医師会報」No.161)

(註1) 当時は午後9時スタート。

(註2) 定額制の在宅訪問診療、“まるめ”、今時の言葉で言えば“サブスク”。

死人にムチ打つ

甲南医療センターの専攻医（後期研修医）の方が、昨年5月に自死されて労災認定されていたことが報道されました。

折しも、協会事務局に、最近、病院長のヨイショ記事が多いね、大病院を支えているのは「医師の働き方改革」未達の若い先生なのに、という内容のメールを送ったばかりでした。

過労死の危険水準が、一般の方と医師とでは違うのも理解に苦しみますが、基準の100時間を超えた段階で、事務方は即刻、幹部に報告、連絡、相談すべきですし、産業医は面談せねばなりません。また、突如として、鬱を発症して自死に至るわけではないので、「表情が暗い」など、これまでの様子と違うことに気付く職場環境ではなかったということでしょう。コロナ禍で、ノミニケーションが途絶えがちではあるのですが、声かけや、「どう？」だけでも良いから、最近の様子を聞くことが、とても大切です。

超勤の内容そのものに言及したり、故人が「完璧主義」だという批判をしたとの報道もあり、民事訴訟を意識しての発言と思いますが、多数の職員を抱える院長が、故人の性格まで熟知しているなら、院長室に呼んででも「あんまり、キッチリやらんでもいいよ、自分の体も大事にして、適当に帰りや」でしょう。心の病を発症している疑いを持った段階で、家族とも相談し、専門医の治療を受けさせるべきでした。

いわんや、死人にムチ打つ言動は人間として厳に戒めるべきです。心からご冥福をお祈り申し上げます。

追記：8月30日に脱稿後、2018年7月に市立伊丹病院の研修医が自殺していた旨の報道がありました。亡くなる前、2カ月の法定時間外労働は96、99時間と書かれています。100時間以内に抑えられていますが、改ざんがなかったか、地方公務員法に抵触する部分はなかったか、徹底調査せねばなりません。

根本的医師不足が医師過労死の構造的問題であることを、病院長は「しっかりと」国に進言すべきです。

（2023年9月25日／兵庫保険医新聞）

信州コンサート巡り

八ヶ岳山麓で開業して、あっという間に2年余りが過ぎた。時間の制約と体力の衰えから、最初考えていたほど山に登れていないのが残念だが、好きな音楽会には、仕事の合間を縫って出かけるようにしている。印象に残っているコンサートを思い出してみたい。

1）長野冬のオーケストラ（カノラ・ホール）

長野オリンピックの開会式には、小沢征爾の指揮でベートーベンの「第九」が演奏されたが、これに先立って、県内数カ所で演奏会が開かれたのは有り難かった。「長野冬のオーケストラ」のメンバーはサイトウキネンの他、ウィーン・フィルのメンバーなどがエキストラとして加わった豪華なものであった。普段は少し大きく感じるカノラ・ホールも、この時ばかりは、満員の聴衆の感動と熱気にあふれていた。

2）チェコ・フィルと諏訪内晶子（伊那県民文化会館）

コンサートに行けるのは、診察時間の関係上、木・土の午後と日曜、祝日に限られ、それ以外の開催日のプログラムは諦めざるを得ない。しかし、どうしても聴きたい時は、裏ワザを用いるしかない。この日は、1時間繰り上げて医院を閉めて、高速をとばした。

なじみのあるドボルザークの「新世界」もチェコ・フィルの演奏で聴くと、新たな感激を味わうことが出来るから不思議なものである。諏訪内晶子は、同じくドボルザークのバイオリン協奏曲を披露したが、世界にはばたくエネルギーを感じさせる素晴らしい演奏であった。

3）ハーモニーの家（三井の森）

蓼科の三井の森別荘地の一角に、日フィルなどの常任指揮者だった故渡邉暁雄氏の記念館があり、夏のシーズンには、遺品などの展示の他、小さなコンサートが開かれている。

夏の終わりのある日、バッハのゴールドベルク変奏曲を聴いた。木のぬくもりのある部屋にチェンバロの澄んだ音色が響きわたり、故人がお元気だった頃のにぎわいが彷彿としてくるようだった。

4）善光寺と東山魁夷美術館

昨年秋、長野市の主催する音楽祭があり、なんと善光寺の本堂で「第九」の4楽章が演奏された。善光寺の歴史の重みに、異和感なく合唱がなじんでおり、ベートーベンの音楽の普遍性と偉大さを改めて感じた次第である。

年も押し迫った暮れには、善光寺横の東山魁夷美術館で四重奏の演奏会が開かれた。曲目は故東山魁夷氏がお好きだったモーツァルトのプログラムであった。氏の作品に囲まれながら、モーツァルトを聴けるとは、なんて幸せなことだろう。思わず胸が熱くなったことを覚えている。

♪♪♪♪♪♪♪♪♪♪♪♪♪♪♪♪♪♪

この他にも、レニングラード歌劇場管弦楽団（ベートーベンの「7番」だったが、楽章ごとに熱烈な拍手があり、ほほえましい演奏会であった）や、ナカリャコフの驚異的なトランペット、学生時代より幾度となく聴いたイ・ムジチの「四季」、そして長野県ではないが大泉村のアマデウスで聴いた吉江忠男氏の「冬の旅」など、挙げれば語り尽くせない。

感銘を受けた演奏家には、周囲の迷惑も考えず、「ブラボー」と叫んで帰ってくるので仕事の疲れなど吹っ飛んでしまう。これからもコンサートに足繁く通おうと思っている。

（54歳の誕生日に記す）

（2000年5月31日／「諏訪郡医師会報」No.120）

スイス・アルプス手作り旅行

多芸は無芸

私の父は、生前、大変多趣味で、保健所の月給がウン百円の時代に、百円もする血統書付きの犬を買ってきて、亡きお袋を困らせたという位の犬好きから始まって、バラ、金魚、カメラ、釣り、競馬、囲碁、麻雀、絵画、骨董、陶芸など、手がけた趣味を数えるのにいとまがない人だった。

だから私は、物心付いた頃には、仁川競馬場（現阪神競馬場）のターフに寝転がっていたし、運転免許を取ってからは、ドッグショップや京都の骨董屋、それに陶芸の粘土取りなどによく付いて行かされたものだ。

今回、医師会から「趣味のある人生」なる原稿依頼があったときに、簡単に安請け合いしてしまったものの、後で随分悔やんだ。

というのは、私自身も親父の血統を引き継いで、あれこれ手を出したのだが何も身に付いていない。

しかも長野医報に出てくる趣味人の面々は、玄人はだしの先生方ばかりである。

ほとほと困っている内に原稿締め切り日も過ぎ、今更断るわけにも行かないので、仕方なく、最近はまっている趣味をご披露することにした。

それゆえ深みのないごく軽い話題として、お聞き逃しいただきたい。

信州の山々からスイス・アルプスへ

信州に移り住んだ当初、夏は、八ヶ岳やその周辺をトレッキングし、冬は、県内のスキー場で、経験年数の割には上達していないスキーを良く楽しんだ。スノーシューが出た頃は、早速買い求め、3月も半ばを過ぎた上高地へ出かけた。

氷点下の旧釜トンネルを、スリップしないように歩いて抜け、大正池に着く頃には夜明けを迎えるのである。

この時は、願ってもない好天で、朝焼けに輝く穂高の峰々や焼岳の姿が忘れられない山行となった。

その後も、北八ヶ岳の池めぐりやスノーシュー、クロスカントリーをたまに続けていたが、ある時、雑誌か何かでスイス・アルプスの紹介があり、とても惹かれるものがあった。

学生時代、学四の夏休みに、スイスにホームステイした時にハイキングしたことがあったのと、勤務医時代、一度だけ機会を得た海外の学会発表もスイスだったので、より身近に感じたのかもしれない。

更に調べてみると、ブライトホルンという4000米級の山に、比較的容易に登れるらしいということが判った。

富士山にもチャレンジしていない私が、それ以来、4000米を目指すことを決心し、着々と準備することになるのである。

4000米制覇手作り計画

先に述べた海外の学会発表の際、宿の手配も全部自分でやったくらい、私は旅行計画が好きである。

従って、この4000米制覇計画も、一から手作り旅行であった。

幸いなことに、スイスの観光業界は、インターネットが完備している。

ブライトホルンに登るには、マッターホルンで有名なツェルマットという村に滞在する必要があるのだが、ツェルマット観光局のホームページは素晴らしく、宿も各種グレードが予算によって自由に選択できるようになっている。

季節料金の有無、マッターホルンが見える部屋か否か、バス付きかシャワーのみかなど、写真や図の説明付きの表示がとても親切である。

大抵は朝食付き（美味しいチーズ、ハム、ソーセージ、各種パン、ドリンク、フルーツ、ヨーグルトなど）なので、価格自体は、日本の有名観光地に宿泊するよりは割安感がある。

航空券も、内外の航空会社がネットで発売しているので、早期に予約すれば、安く手に入る。

スイス国内の移動は、発達した鉄道網を利用するのが一般的で、しかも、外国人旅行者には各種特典付きの割引パスがあり、とても便利である。

時刻表もネット検索が可能で、その機能と精度たるやJRの比ではない。
あとは、登山の際のガイドを頼まねばならないが、これは天候の関係もあるので、現地に着いてからの相談である。
ブライトホルンは「世界で最も簡単に登れる4000米級の山」というふれこみで誘客しているが、侮ってはいけない。
私は、八ヶ岳の雪解け後、出来る範囲でトレーニングを行った。
木曜または土曜の午後に、ピラタス・ロープウェイを利用し、坪庭から北横岳頂上往復を何度となく繰り返した。
近くの八子ヶ峰でも、呼吸を調整する階段登りを試みた。

いよいよ4000米の頂きへ

いよいよ、7月、1週間の休暇を取って（患者の皆さん、ごめんなさい）スイスへ出発である。
長旅の後、着いたガストホフ（レストランの無い朝食付きの小ホテル）は、ホームページの記載通り、とても快適でリーズナブルな宿だった。
最初の2日間は、簡単なトレッキング・コースで足慣らしをしてから、ガイド組合に申し込みに行った。
そこで判ったことは、団体コースと個人コースがあって、前者は3人集まれば、催行決定ということだった。
団体コースを申し込んだ後、指示された用具を、ガイド組合の前にあるスポーツ用品店に行ってレンタルした。
アイゼンとストックは用意していたが、日本から持って行かなくても何でもレンタル出来るようだった。
登頂当日朝、ゴンドラ駅前集合、集まったのはガイド以外皆日本人で、私を入れて5人だった。
ゴンドラを乗り継ぐと一気に3883米のクラインマッターホルンまで引き上げてくれる。そこは、もう万年雪の世界である。
準備運動を済ませ、アンザイレン(註)し、ガイドを先頭に登頂開始だ。
トレイルのついた急登コースを、一歩一歩登っていく空気も薄く、私が最初にバテかけたが、ガイドの励ましと仲間のペースダウンで、出発から約2時間後、ようやく4165米のブライトホルン頂上に立てた。

あまり広くない頂上は風が強く、ガスも出ており眺めは良くなかったが、感慨ひとしおであった。

登頂後は、記念にガイド組合で証明書（無料）を発行してくれる（下写真参照）。

ツェルマットに限らず、スイスの山岳保養地には、老若男女、上級、中級、初級にかかわらず、じっくり楽しめるコースが数多くあり、自然と共生しながら整備も進んでいるので、信州としては学ぶべき点も多い。

この後も何度かスイスを訪れ、多種高山植物と出会える昼のハイキングや、あこがれのマッターホルン直下までのトレッキング（口絵ii～iv頁参照）、夜のスイス料理やワインを楽しんでいる。

（2009年8月1日／「長野医報」第566号）

（註）メンバー同士、ロープで結び合うこと。

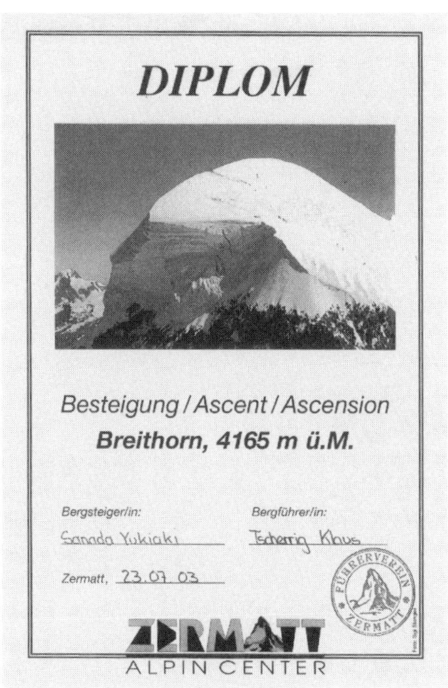

DIPLOM

Besteigung / Ascent / Ascension
Breithorn, 4165 m ü.M.

Bergsteiger/in: Sanada Yukiaki
Bergführer/in: Tscherrig Klaus

Zermatt, 23.07.03

FÜHRERVEREIN ZERMATT

ZERMATT
ALPIN CENTER

ブライトホルン登頂後は記念にガイド組合で証明書を発行してくれる

書評 「ライチョウを絶滅から守る！」

中村浩志・小林　篤　著

しなのき書房刊　平成30年9月刊

日本のライチョウはヒトを恐れない

登山をしない方には馴染みが薄いかもしれないが、日本ライチョウというのはニワトリよりやや小さい鳥で、中部地方の高山帯でしか見ることが出来ない。ヒトを恐れない愛らしい鳥で、長野県の県鳥にもなっている。「いま、日本のライチョウが危ない！　生息数わずか約1,700羽！　日本のライチョウは生き残れるのか？」と本書は警告する。

著者は、長年に亘ってライチョウの地道な研究を続けておられる信州大学名誉教授、中村浩志先生である。

ライチョウは北極を取り巻く地域に広く分布しているらしいが、日本のライチョウだけがヒトを恐れないそうだ。著者はこの原因を、日本の山岳信仰と稲作文化の産物だとする。日本人にとって、ライチョウの生息する高山は古くから信仰の対象であり、水田耕作に大事なのは水の確保で、奥山の森に手をつけてはいけないということを、人々は長い経験を通して知っていたという。

だからライチョウは「神の鳥」であり、狩猟の対象とはならなかったのである。

絶滅危惧ⅡB類

日本のライチョウの生息分布は、南は南アルプスの光岳から、北は新潟県の火打山に至る。かつては、白山、八ヶ岳、中央アルプスでも確認されたそうだ。先生の研究は、乗鞍岳、北岳、火打山、御岳など高山での四季を通した根気の要るフィールドワークが基本になっているが、いろいろな共同研究者と遺伝子解析によって、日本のライチョウは6つの系統（ハロタイプ）があることも解明しておられる。その結果、氷河時代にも遡って世界最南端の生息地である日本で生き残ったのは「奇跡」だとする。

その「奇跡」のライチョウは、2012年、環境省の第4次レッドリストで、絶滅危惧ⅡB類（近い将来に絶滅の可能性が高い種）に指定された。

地球温暖化とライチョウの保護

地球温暖化によって、高山に登ってきた鹿はライチョウの餌である高山植物を食い尽くし、猿やキツネ、テン、カラスも標高の高い地域に生息するようになり、直接、ライチョウの雛を食べてしまうのだそうだ。

北限の火打山ではライチョウの営巣に適した背の低いハイマツが殆ど見られなくなり、イネ科など背の高い植物の増殖が進み、ライチョウの餌となるコケモモなどが衰退している。2016年からイネ科植物の試験的除去が市民も参加して開始されている。

絶滅を防ぐ保護対策として、生息地域での保護を「域内保全」、動物園などで飼って増やす「域外保全」とに分類されるが、その両面から涙ぐましい努力が、今なされている。

抗生物質と盲腸糞

「域外保全」は研究が進んでいるノルウェーから外国のライチョウの卵をもらって飼育することから始められた。その後、乗鞍岳から卵を集め、大町山岳博物館ほか国内数施設で飼育することになった。多くの雛が死亡するのが、ライチョウの孵化後1週間から10日の間らしい。ノルウェー方式では、出生後、雛に抗生物質を投与する。

しかし中村先生は重大なことに気付く。乗鞍岳でのケージ保護中に、雌親がした盲腸糞を雛たちがついばんで食べ始めたのを発見したのである。ライチョウは草食性のため、長い盲腸を持っており、その盲腸から出されるのを盲腸糞という。

ライチョウの腸内細菌に詳しい京都府立大の牛田先生を中心に、「ニホンライチョウ保護増殖に資する腸内細菌の研究」も開始されている。

さらに中村先生は、抗生物質に耐性を持った菌の増加を防ぐため、抗生物質の使用をやめ、野生ライチョウの盲腸糞を人工孵化した雛に直接与えることを提言しておられる。ヒトでもある種の疾患に糞便療法が試験的に始まっており、とても興味深く感じた。

結びに

書物の終わりで、市民参加によるライチョウの保護に触れている。毎年開催される「ライチョウ会議」とライチョウサポーターズの発足である。そして長期的なライチョウ保護のための基金を設立することが重要であると結んでいる。著者が前書きで述べているように、「ライチョウの存在意義を改めて捉え直し、野生動物の保護のあり方や、われわれ日本人の生き方そのものについて、問い直してみたい」という力作である。

わかりやすく解説された学術的データや写真も盛り込まれており、ぜひ一読をお薦めする。

信濃毎日新聞（2018.10.17）によると、7月に中央アルプスで半世紀ぶりに確認されたライチョウ雌1羽について、環境省と県は羽のDNA鑑定から、乗鞍岳から飛来した可能性が高いと発表。また同2018.10.19付けによると、火打山のイネ科の植物の試験除去で、ライチョウの餌であるコケモモの実が増えたという。

（2018年12月1日／「長野医報」第678号）

【追記】

ライチョウ保護スクラムプロジェクト

長野県環境部自然保護課

TEL　026-235-7178（直通）

第４章

アレルギーよもやま話

（丹波新聞連載）

アレルギーって何だろう？

日常生活でもよく使われる「アレルギー」という言葉。連載の1回目として、医学的な「アレルギー」についてお話ししたいと思います。

紀元前2000年以上も前、古代エジプト王メネスは、蜂に刺されて死亡したと記録に残っています。また、医学の父・ヒポクラテスは紀元前5世紀に、乳製品の摂取で不利益な反応（抗原抗体反応）が起こった事例を記しています。

中川米造著『医学をみる眼』によると、ヨーロッパでは人血、動物の血が貧血の患者に輸血されていたそうですが、「パリの法廷で1668年『以後パリ医師会員の同意なく（輸血を）行うことを禁ずる』という判決が出ていることは、失敗例もかなりあったことを意味する」と記載されています。つまり、血液型も区別されない時代の輸血による血液型不適合のアレルギー反応で亡くなる方もいたのでしょう。

1902年、フランスのリッシェたちは、イヌに少量のイソギンチャクの毒素を注射しても無症状なのに、数週間後、同量の毒素を注射すると急激に呼吸困難を起こし、死亡することを発見しました。このように毒素に対して無防御な状態を、「アナフィラキシー」と名付けました。

「アレルギー」という語句を医学の歴史に初めて登場させたのは、オーストリア出身の小児科医ピルケ（註）です。血清病の研究を盛んにしていましたが、祖国から熱望され、奉職していたアメリカのジョンズ・ホプキンス大学（毎日、世界中に向けて新型コロナの貴重な情報発信をしてくれていますね）よりウィーン大学小児科教授に就いた先生です。1906年、生体が異種の物質と接触することによって示す反応性の変化（過敏症と免疫）を総称して、「アレルギー」と呼ぶことを提唱しました。

1916年、ドイツの生理学者プラウスニッツは、タラに対するアレルギーを持っていた友人の産婦人科医キュストナーの血清を自分の皮内に注射し、翌日、同じ部位にタラのエキスを注射したところ、赤く腫れ上がりました。血清中にタラに反応する物質が含まれていることを証明し、これをレアギンと呼びました。

1966年、免疫学者の石坂公成・照子夫妻は、このレアギンという物質が未知の免疫グロブリンであることを発見し、翌年、免疫グロブリンE（IgE）と名付けられました。発見から50年余、現在では、どんな物質に対して反応するIgEを持っているかを、血液検査で調べることも可能になっています。

しかしながら、現代社会の大気汚染物質PM2.5や、各種添加物に対する反応性は、従来のアレルギー学では解決できない部分も出てきており、研究も遺伝子工学が取り入れられるなど、日々進化しているのが現状です。

（2021年4月18日／丹波新聞）

（註）136頁「政治と音楽、医学、ウィーン」参照

花粉症

「舌下免疫療法」は“根気”が必要

アレルギーの原因になる物質をアレルゲンと呼びます。アレルギー性鼻炎や結膜炎のうち、花粉がアレルゲンの場合、「花粉症」と呼んでいます。アレルギーの治療をするには、このアレルゲンとの接触を避けたり、除去する必要があります。例えば、ソバアレルギーの人は、ソバそのもの以外に、そば粉の入ったお菓子も避けなければなりません。そば粉がごく少量含まれた饅頭を食べてアナフィラキシーを起こした事例があることから、2001年に食品衛生法が改正され、特定品目（乳、卵、小麦、ソバ、落花生）を使用した場合、表示が義務づけられました（註）。

花粉症の代表はスギ花粉症です。戦争中に伐採が続いたはげ山に植林が奨励され、一生懸命植えたのですが、数年後に外材輸入を進める施策が始まりました。その結果、価格の安い外材に押され、国内産のスギは採算が取れなくなり、山林地主の高齢化も重なって、杉林は荒れていきました。これもスギ花粉症の原因の一つと考えられています。

しかし、残念ながら、スギ花粉のように、空中を飛散している物質は取り除くことができません。眼鏡、ゴーグル、マスク、帽子、コートなどでガードしても、どうしても付着します。こうした物質のアレルギーに対しては、アレルゲンを低濃度から皮下注射で体内に取り込み、反応を弱めていく方法が取られました。これを減感作療法（免疫療法）と呼んでいます。最近では、花粉ができないスギの樹も開発されていますが、大自然の営みの中で将来にわたって根付いていくのでしょうか。

枯草熱（日本の花粉症）に取り組んでいたロンドン・聖メアリー病院予防注射科のヌーン先生は、1911年、花粉の“毒素”に対する免疫を作って花粉症を予防することを考え出しました。

我が国では、1958年に初めてアレルギー免疫療法が始まりました。アレルゲンエキスを3段階の希釈液（例えば100倍、1000倍、1万倍）を作成し、皮内反応で発赤が出た濃度を閾値（いきち）とし、その10倍薄めた濃度0.03ミリ

㍑から皮下注射を始め、週1―2回、増量しながら最高濃度まで続け、月1回の維持療法に入るという治療です。

現在では皮下注射の代わりに、スギ花粉エキス製剤を舌の下に1分間含ませる「舌下免疫療法」が根本治療の主流になりつつあります。初回を除いて自宅で治療可能です。ただし、1日1回、3年ないし5年続ける治療で、根気がいるのと、スギ花粉が飛散している時期には開始できません。

なお減感作療法の維持量まで、1日から3日の短期間で、急速に到達させる方法として急速減感作療法がありますが、牛乳アレルギーで事故が起こった事例があるのでお奨めできません。

（2021年5月16日／丹波新聞）

註）現在は、えび、かに、くるみを加えた8品目の表示が義務づけられている。(消費者庁　2024年)

学校給食死亡事故

悲しい事故を繰り返さない

わが国における学校給食の始まりは、1889（明治22）年にさかのぼります。当初は貧困児童のためでしたが、結核対策と共に富国強兵策の根幹でした。戦後は1946（昭和21）年に3都県でいち早く再開、翌年には全国で開始されました。戦後の焼け野原から、青少年がたくましく日本の再興を成し遂げたエネルギー源となりました。近年では、単に栄養補給だけではなく、地域の食材を生かした「食育」が重視されるようになっており、世界の教育の中でも特筆すべきことです。

さて、私の知る限り学校給食でのアレルギーによる死亡事故は2件あります。1件目は、北海道でのソバアレルギー事故です。詳しい資料は手元にありません。2件目は、2012（平成24）年の調布小学校での牛乳アレルギー事故です。

2度と悲しい事故を繰り返さないため、事故調査報告書およびお母様の講演から経過をかいつまんで紹介します。小学5年生だったA子さんには、重い牛乳アレルギーがあり、牛乳除去食を食べていました。ある日の一般献立は、韓国料理のチヂミでしたが、これが不人気で残す子どもが多かったそうです。折しも、そのクラスでは「給食を残さない」運動をしていました。将来、人のためになる仕事に就きたいと常々考えていたA子さんは、チヂミ料理に「乳」成分が含まれている表示がなかったため、手を挙げて率先して頂いたそうです。すぐに具合が悪くなり、救急車を呼びましたが間に合わず、心肺停止の後、学校長がエピペンを打ちましたが亡くなりました。

この事故の後、文科省が小児アレルギー専門医、栄養士、教育者などを集めて検証、従来のガイドラインを改訂。2015（平成27）年に「学校給食における食物アレルギー対応指針」が発行され、教育現場で今まで以上に食物アレルギー児に対する配慮がなされるようになりました。厚労省も同様の保育所向けガイドラインを出しています。これによると、普通食か完全除去食の2択となっています。ここまでは食べられる、というオーダーメイドの部分除去はリスクが高いので推奨されていません。部分除去というのは、負荷試験の一種で医療行為でもあるので、教育者や保育者に負担をかけるのではなく、保護者が主治医と相談し、家庭や医療機関で行うのが原則です。

ただし、保護者が学校に提出する主治医意見書の方は改訂されていないものもあり、現場に混乱を招く一因となっています。

栄養士さん主導のもと、医療と教育、保育が連携して、どの子も享受できる、この素晴らしい給食システムが、さらに発展していくことを切に願っています。

（2021年6月20日／丹波新聞）

【追記】

最近の事故としては、2023年9月5日、上越市の小学校で、牛乳アレルギー児がアナフィラキシーを発症しました。給食メニューは「冷凍クリームコーン」で、「乳」成分が含まれていない原材料を使用する予定でしたが、この時は他社製品を選択したため事故が起こりました。エピペン注射は発症より18分後（遅い！）でしたが、幸い死に至りませんでした。

ハチアレルギー

エピペン®注射は躊躇せず

かつて日本では、年間約40名の方がハチアレルギーによって死亡していました。山奥の森林に入って作業中にハチに刺されてアナフィラキシーを起こしたものの、医療機関に間に合わないことが多かったのです。一方、ハチ刺傷による年間死傷者数はアメリカで約40名、フランスで16～38人と報告されているので、人口あたりの数を比較すると、日本が最も多かったといえます。

外国のデータでは、皮内反応または免疫学的検査で陽性の患者の9～32%が、ハチ刺傷にて全身のアレルギー反応を起こしたと報告されています。

私が信州でクリニックを開いていたある日、ドタバタと見知らぬ人が受付に駆け込んできました。ハーハーと息をしながら、「連れが山でスズメバチに刺された！」と叫ぶのです。すぐに診察室から飛び出すと、連れの方は路上にぐったりと倒れ込んでおられました。血圧の低下はなく、意識もありましたが、ただちにアドレナリン（商品名ボスミン®）を注射し、道路脇に寝かせたまま、静脈確保とステロイド点滴をしましたが、回復が遅いので再度ボスミン注射を追加して、救急車に同乗、近くの病院の救急室まで搬送しました。

2003年、山でのハチ刺され死亡事故を防ぐ手段として、携帯用のアドレナリン注射が、森林労働者に限って正式に認可されました。いわゆるエピペン注射です。使い捨て型のワンショット・アドレナリン注射で、山に入る方の必携ツールですが、事前に見本を使って、処方を受ける医療機関で使用法を練習するか、集団で講習会を開いて訓練しておく必要があります。

大腿外側部にブチッと一気に刺入します。緊急の場合は、ズボンの上からでも良いとされています。決して難しくありませんので、処方された方は必ず練習しておいて下さい。ちなみに、学校や保育園で食物アナフィラキシーを起こした場合も、医師以外の使用が認められていますので、躊躇なく打って下さい。効果は一時的なので、ただちに救急搬送することも忘れずに。

ハチに刺されないようにするには、①ハチの巣に近づかない、②家屋内に営巣させないために穴をふさぐ、③肌に密着する衣類を着て、服の下にハチが入らないようにする、④白っぽい服を着る、⑤花模様のある服や黒い服を避ける、⑥芳香のある化粧品を避ける、⑦戸外で甘味物を食べない、⑧自動車の窓を開けっ放しにしない―などが挙げられます（平田博国による）。また、洗濯物を取り込むとき、ハチを紛れ込ませないことも大切です。

ハチ毒による減感作療法は、わが国ではハチ毒のアレルゲンエキスが市販されていないので一般的には困難です。

（2021年7月18日／丹波新聞）

ぜんそく児と運動

ぜんそく克服した五輪メダリストも

今から30年以上も前のことですが、真冬の2月、神戸市の小学校の校外マラソン大会で、小学6年生の男子児童がゴールインして間もなく死亡しました(註)。詳しい死因に関する資料は把握していませんが、ここではぜんそく児と運動について考えてみたいと思います。

ぜんそく児の肺の働き（呼吸機能）は、重症度によって異なります。軽症のお子さんは健常児と変わりませんが、ぜんそくが重くなるにつれて、1秒間に思い切り吐き出す息の量が少なくなります。そして、特に運動後の肺の働きが低下します。これを運動誘発ぜんそくと呼んでいます。

私が若い頃に勤務していた国立療養所兵庫中央病院（現国立病院機構兵庫中央病院）では、ぜんそく発作のため長期欠席せざるを得ない重症ぜんそくのお子さんを学校に通わせながら入院治療していました。日課に早朝マラソンが組み込まれていて、毎年、三田市小学生駅伝競争に参加していました。順位は問題ではなく、完走が目標でした。

ある年、優勝チームの協力を得て、健常児と重症ぜんそく児の呼吸機能を測定しました。それぞれのチームの肺活量の総和を比較すると、大型乗用車1台分の排気量よりも多い3・8リットルの差がありました。しかも運動後は呼吸機能が低下するハンディキャップを負っていますが、全員元気に完走しました。

イスラエルのゴッドフリー先生は、運動の種類によって呼吸機能の下がり方が違うことを発表しました。同じ酸素消費量のもとで、フリーランニングが最も低下率が高く、次いでトレッドミル、自転車、水泳、ウォーキングの順です。

このデータに基づいて、ぜんそく児に水泳療法が盛んに行われるようになったのです。

ぜんそくを克服して、オリンピック水泳100メートル女子自由形で3大会連続の金メダルを獲得したのは、オーストラリアのドーン・フレーザー選手です。皇居のお堀端に飾ってあったオリンピックの旗を来日の記念に持って帰るべく、お堀に飛び込んだのですが、あえなく警察に拘束されてしまったという豪傑です。

日本の五輪金メダリストで、ぜんそくを克服されたのは、水泳の北島康介選手、フィギュアスケートの羽生結弦選手が有名です。直近では、東京2020体操男子で2つの金メダルを獲得した橋本大輝選手も、小児ぜんそくを克服するために、お父さんが体操を習わせたのだそうです。

今日では、新しい抗ぜんそく薬が次々に開発されているので、ドーピング・テストをクリアできる薬剤を使用しながら、公式戦で対等に戦うことも可能になりました。

（2021年8月22日／丹波新聞）

（註）26頁「喘息の子どもと運動」参照

ぜんそく児の音楽療法

リコーダーを治療に生かす

様々な疾患の補完的治療法として、物理的ないしは化学的手法によらない心理療法という分野が古くから確立していました。その中でも「音楽療法」はヨーロッパを中心に、精神疾患や障がいのある子どもたちへのアプローチとして早くから取り組まれ、音楽療法士という職業も存在しました。基本は音楽という手段を通して身体的、精神的治療に介入する心理療法です。

日本で初めて音楽療法を小児科の臨床現場で本格的に取り入れたのは、私の記憶では群馬大学小児科の故館野幸司先生だと思います。声楽家の方とタッグを組んでおられました。

ぜんそく児の呼吸生理は①気道過敏、②息を吐き出しにくい、③運動後の低下—という3つの特徴がありますが、これを克服する一つの手段として、私はリコーダーを利用することを考えました。

リコーダーは中世のヨーロッパでも使用されていた縦笛です。1959年から、文部省（現文部科学省）の学習指導要領にも取り入れられ、プラスチック製のものなら安価で入手できます。安いからと言っても侮れない、世界に誇る素晴らしい性能の楽器です。今では、層が広がった日本から、世界的名リコーダー奏者を輩出しています。

養護学校（現特別支援学校）の先生の協力を得て、入院ぜんそく児の縦笛クラブを立ち上げていました。縦笛クラブでは、音楽の美しさに触れる機会をつくることや、腹式呼吸をぜんそくの治療に生かすことなど4つの目標を掲げました。

1時間のリコーダー合奏練習の前後のぜんそく児のロングトーンの時間を測定した結果、明らかに練習後、伸びていることが分かりました。息を吐き出しにくいぜんそく児は、ロングトーンはとても苦手なのです。ロングトーンの最長時間と、ぜんそく児の肺活量にも相関関係が認められました。

この研究成果を、箱根・小湧園で開催された全国病弱児教育連盟研究集会で発表したところ、助言者として出席されていた神奈川県立こども医療センターの寺道由晃先生の目に留まり、環境庁（現環境省）の「喘息児の音楽療法に関する研究班」の一員に加えていただくことになり、貴重な勉強をすることができました。

今では各地の小児病院でも、慰問演奏を含め様々な音楽が取り入れられています（註）。

日本の医療は保険診療なので、たとえ心身医学的療法として算定したとしても、対価はわずか30分以上実施して1回1500円ですから、実質上、ボランティアとなります。

音楽家を病院にお呼びする交通費、謝礼をどう捻出するかは、病院長や事務長の肩にかかっています。

（2021年9月19日／丹波新聞）

（註）長野県立こども病院の医療従事者で結成された“ちるくま音楽隊”は有名です。

ぜんそくとハウスダスト

ダニ・PM2.5など多面的な見方を

ひところ、「母原病」という言葉が流行したことがあります。小児ぜんそくなど、子どもの病気の原因が、母親の育て方にあるという考え方です。古くは、ペアレンテクトミー（両親離断）が、ぜんそくの治療に有効であると、デンバー小児病院のペシュキン博士は主張しました。

これに対して、私のアレルギーの恩師である西間三馨先生は、母原病の概念には強く難色を示し、ハウスダストの主成分であるダニに対するアレルギーが重要と主張されました。この当時、ダニの研究も盛んで、家庭のチリを掃除機から採取し、顕微鏡でダニの数を測定することも行われました。日本中でダニの生息していない家は無いと言ってもよく、気管支ぜんそくの患者さんの血液検査では、ほとんどの方がハウスダストに対する特異的抗体を持っておられます。

看護師さんたちがチームを組んで家庭訪問し、部屋の片付けを手伝いつつ掃除の指導を行いました。きめ細かいケアですが、人権やプライバシーが重んじられる今日では、想像できないかもしれません。

一方で、川崎市や尼崎市など硫黄酸化物などの大気汚染も深刻で、いわゆる公害認定患者さんも大勢存在しました。ダニ研究が盛んだったのは、国の姿勢としては、ぜんそくが大気汚染だけで発症するのではなく、切り口を多因子的に捉え、室内環境も重視しながら公害補償に歯止めをかけたかったのだろうと愚考しています。

今日では、大気汚染が著しく改善したとともに、吸入ステロイドなど治療薬が進歩し、長期入院する必要はなくなりましたが、大陸から飛来してくるPM2.5などの超微粒物質の影響は、厳重に追跡、研究せねばなりません。別の項で予定している残留農薬や食品添加物の問題も、21世紀の重要課題です。

母親との関わりで言えば、働く女性が増加しているので、子育て支援がもっともっと必要です。特に、お子さんが病気になったときの手助けのため、企業に補助金を出しての病児保育有給休暇は、コロナ禍の中、緊急課題です。

つい最近、「～源病」という言葉を使っている人がいることを知りました。「母原病」の「原」は原因ということですが、「源」は源流を示します。こうした一元的表現は、マスコミ受けするかも知れませんが、本質を見落とす危険性も大きいので避けるべきで、環境、体質、心因などあらゆる角度から解明する必要があります。

（2021年10月17日／丹波新聞）

経皮感作

「茶のしずく石鹸」と小麦アレルギー

2009年の日本アレルギー学会で、独立行政法人国立病院機構相模原病院の福冨友馬先生は、「茶のしずく石鹸」という製品を使っていた女性が、小麦製品を食べて急性のアナフィラキシー症状を起こした症例を報告され、その後も同様の症例報告が続きました。2010年には、厚労省が注意を呼び掛けています。

藤田保健衛生大学（現藤田医科大学）の松永佳世子教授が特別委員会を立ち上げ、全国調査したところ、このせっけんは467万人に販売されており、単純計算で成人女性の12人に1人が使っていたことが判明しました。

このせっけんには、肌をしっとりさせるために、小麦を加水分解してできるグルパール19Sという物質が含まれていました。せっけんを使用したときに、このグルパール19Sという物質が皮膚から吸収されて、一部の方が感作されてしまい、小麦を食べるとアレルギー反応を起こすようになったのです。

アレルギーを引き起こす物質、すなわちアレルゲンが人体に入る経路としては、吸入や接触と食事が主でしたが、「茶のしずく石鹸」の事例では、経皮的に感作された事例としてアレルギー研究者の注目を集めました。

アレルギーの症状としては、眼瞼（がんけん）浮腫の他、じんましんのような軽い皮膚症状から、意識を消失するアナフィラキシーまでさまざまでした。

当時、私は信州でクリニックを開いていましたので、日本アレルギー学会からの要請に応え、手を挙げて甲信越地方の相談窓口を引き受けました。ずいぶん遠くから、多くの方が相談に訪れ、診断書の作成にあたりました。中には小児の事例もありました。

せっけんを製造した会社は早くから責任を認め、補償を開始しましたが、提示された補償額に納得しない被害者さんは提訴に踏み切りました。このため弁護士さんからも面談を求められ、公平な立場で、ボランティアとして多くの時間を割いたことを覚えています。

製造元が、新たな製品には原因物質を添加させなくなって、事件は収束に向かいました。製造者側が早期に情報公開し、松永教授と連携しながら、真相を解明できた特殊な事例といえます。製造物責任法というのもあることはありますが、これからは消費者の利益、特に健康面を重視した企業の姿勢がますます求められます。

余談ですが、この他の化粧品にも食物由来の成分が使用されています。「天然」、「自然」という言葉が「安心・安全」と錯覚させますが、口紅などでもアレルギーは起こりうることを知っておかねばなりません。化粧品は全ての成分を表示することになっていますので、使用前に必ず目を通しましょう。

（2022年1月30日／丹波新聞）

農薬のヒトへの長期的な影響懸念

分水嶺の町に住んで①

将来、私たちの健康にとってますます重要になってくる食品添加物と、残留農薬や廃棄物について考える糸口を、2回にわたって探ってみたいと思います。

わが国は、もともと高温多湿の風土なので、食品の保存が難しく、先人は塩や麹などを用いてきました。今日では国から認可された食品添加物が主に用いられています。

1955年に起こった森永ヒ素ミルク事件の反省から、食品添加物の公定規格が定められるようになりました。しかし、安全性の主要基準は、動物実験を基にした「1日摂取許容量」なので、食品添加物を長期使用したヒトの健康に対する影響は未解明の部分があるといえます。中には発がん性が科学的に証明された物質もあります。小児の発達障がいの一因とする学者もいます。

一方、林業や農業も害虫や病気との果てしなき戦いです。ちなみに丹波市の山南、春日の森林には、ヘリコプターによるネオニコチノイド系殺虫剤の空中散布が実施されています(註)。

農薬メーカーは「安心・安全」をうたい文句にしていますが、あくまでもラットやウサギなどの動物実験上の話で、長期間、微量の農薬成分がヒトの体内に入ったときの影響については、ほとんどといってよいほどデータがありません。それに、害虫も既存の農薬の反復使用に対して耐性を獲得し、薬が効きにくくなってくるので、投与量が増えるという悪循環になります。

農薬をやむを得ず空中散布するのであれば、法定の水質調査に加えて、周辺および下流域住民の健康調査も実施する必要があります。まずは、現在、丹波市が実施している「特定健診」のデータで、空中散布していない地域と肝機能や貧血、血圧について差がないかどうか、統計学的に検定することです。全数検査が望ましいですが、困難であれば、無作為抽出もしくは調査に協力して下さる方を対象とします。この調査に加えて、経年変化を前向きにコツコツ調べ続けていくことにより、万一、異常が出たときでも早期発見が可能ですし、予算も少なくてすみますので一挙両得です。

さて、但馬地方では、かつてコウノトリが絶滅の危機に瀕した時、餌のドジョウを守るために、農家の人たちは有機農業へ転換するという苦渋の決断をして、コウノトリの保護に成功しました。農業の担い手が不足している中で、大変困難なことですが、持続可能な農業のためには大変参考になる事例です。

丹波地域でもコウノトリの飛来がたびたび話題になりますが、丹波のドジョウは大丈夫かなあ、と気をもんでいます。

（2022年3月13日／丹波新聞）

（註）現在は、空中散布をしない兵庫県の新しい事業が始まっています。

きれいな水を流すのは上流域の市民の責務

分水嶺の町に住んで②

私が丹波市に移住する前に住んでいた長野県諏訪地方には、八ヶ岳に連なる山々がそびえていたので、江戸から中山道を通って京へ行くには、和田峠という分水嶺を越えねばなりませんでした。和田峠以外にも、夏沢峠という古道が残っていて、今では八ヶ岳登山の要衝になっています。

分水嶺は諸国の守りを固める重要地であるとともに、人々の営みに不可欠な水を下流域に先駆けて、真っ先に供給してくれる大切な場所で、全国400を超える市町村に存在しています。

ご存知の通り丹波市には、本州で最も標高の低い分水嶺「水分れ」があります。何とロマンチックで美しい名称でしょう。しかし、水という自然の恵みを、いち早く授かる一方で、私たちの排泄物の処理水や雑排水を由良川や加古川に放流していることを、ゆめゆめ忘れてはなりません。私が学生時代に習った下水処理、浄水法に比べて、今日では飛躍的に技術が発展しており、丹波市では98.9％（令和２年）まで浄化して放流していますが、下流の住民はこの水を利用しているのです。

丹波市下水道課のホームページには、「丹波市は加古川水系、由良川水系の最上流部に位置し、下流に対してきれいな水を流す責務を担っており、市の健全な発達、公衆衛生の向上、公共水域の水質保全に全力を挙げています」と書かれていますが、この上なく素晴らしい理念ではありませんか。

しかし、私たち市民の一人ひとりが積極的に協力して、この理念の担い手になってこそ、実現できるのだと思います。これからの若い世代が、この理念を忘れずに自治体を積極的にリードして、願わくば、「全国分水嶺サミット」をオンライン復活し、日本の水環境を守り続けてくれんことを祈らずにはおれません。

さて、5㍉以下の微細なプラスチックを、マイクロプラスチックと呼んでいますが、東京農工大の高田秀重教授は、マイクロプラスチック汚染は生態系の隅々まで広がっており、免疫系に影響を与えるとともに、海水中から吸着してくる化学物質の運び屋としても作用し、内分泌かく乱物質として生殖異常にも関与していると述べています。また、世界各地の海鳥の半分の種から、プラスチックの摂食が確認され、2050年には99％になると予測されています。

便利ではありますが、社会全体がプラスチック使用を大幅に削減せねばなりません。廃棄物処理技術が進歩したとはいえ、20％は焼却、一部は東南アジアにごみ輸出し、現地で焼却か、そのまま廃棄しているのが現状です。4月から施行されたプラスチック資源循環促進法が、実効性のある法になるよう期待しています。

最近、最も気がかりなのは、私も利用している太陽光発電のパネルです。現在はエコロジー推進の旗頭ですが、20—30年後に使用済みパネルの処理はどうなっていくのでしょうか。太陽光パネルがプラスチックごみに変化するときの処理計画を今から準備するとともに、自然に優しい素材のパネルの研究開発に国の予算をドーンと投入しないと、さらに深刻な地球環境の悪化が待ち受けています。

長い間、拙稿にお付き合いいただき、ありがとうございました。

（2022年4月24日／丹波新聞）

第5章

小径

雑誌『小児看護』（へるす出版）掲載

秋田だより

●ふるさとは遠きにありて……

この4月から、生まれ故郷秋田の療養所に勤務することになった。秋田で生まれたのは、戦争末期、私の父が秋田の陸軍病院（現脳血管研究センター）に勤務しており、家族も空襲を避けて関西から現在の本荘市[註1]に疎開してきたのだ。

父の話によると、私が生まれた場所は、現在勤務している国立療養所秋田病院とは目と鼻の先だったらしい。そして1歳ごろには、すでに兵庫県の尼崎市に移っていたということだ。

その後、子どものころに何度か本荘を訪れたことがあり、病院の傍を流れる子吉川にかかる鉄橋とか、療養所を取り囲む広大な松林のおもかげは、なぜか鮮明に焼きついている。

私の3人目の兄になるはずだった赤ちゃんは、戦争末期で栄養状態が悪く、この地で早くに旅立ってしまい、私とは永遠に兄弟げんかをすることもなかった。

2年後、私が生まれたころには、戦争がようやく終結しており、母が自分の着物と交換するなどしてミルクや米を手に入れてくれたらしく、生きのびることができた。そうした懐しい土地だから、はるか900km転勤のお話があったときも、深く考えずに二つ返事で決めてしまった。

あわただしく開いていただいた送別会で、先輩や友人は、「ふるさとは遠きにありて思うもの」とか、「♩♩今はただ風が吹いているだけ～♩♩」（はしだのりひこの「風」）とか歌って、遠く北国に転ずる我が身を案じてくれた。人の情けが実に温かく、有難く感じられた。

●秋田のわらしこ

この10月で、秋田に来てようやく半年になるが、いろいろな方から、「秋田のアレルギー事情はどうですか」とか、「秋田の子どもは？」とか尋ねられるので、感じたことを思いつくままに少し綴ってみたい。

外野席からちょっと見の第一印象を語るのは、的はずれのこともあるが、逆に本質を鋭くついていることもあるだろう。それに、秋田のことをあまねく知ってしまうと、むしろ語れなくなることもあるかもしれない、とも思ったからだ。

さて、秋田にきて、真っ先に感じたことは、子どもたちの情操の豊かさであった。

素朴で目がやさしい。しゃべる秋田弁に温かみがあふれている。秋田弁の一例を紹介すると、名詞の語尾に「っこ」がつく。たとえば、飴は「アメっこ」、お茶は「お茶っこ」というふうに。子どもは「わらしこ」である。これがなかなか情緒的なのだ。

もちろん、今までみてきた都会の子どもも可愛いのだが、中学生くらいになると、どことなく現代社会の影が落ちている。

●アレルギー事情

そして、次に驚いたのは、薬物コンプライアンス(註2)のよさだ。全般的にみて、気管支喘息にしても、アトピー性皮膚炎にしても、経口の抗アレルギー剤による薬物療法が主体となっている。

秋田市を除いて、地域の医療事情があまりよくないせいもあって、定期薬は割合きっちり取りにくるし、いきおい服薬期間も長くなっているというのが実情である。処方する側としては、責任の重大さをいっそう痛感するわけだ。投薬が主体なので、アレルゲン除去など原因療法の導入には骨を折っている。たとえば、じゅうたんの取りはずしは、冬の寒さが厳しいし、まだまだ祖父母との同居も多いので、オール・シーズンにはすすめにくい。

また、食物アレルゲン除去となると、卵ぐらいまではようやく理解してもらえるが、大豆や米・小麦アレルギーまでくると、“あきたこまち”に代表される日本有数の穀倉地帯でもあり、一般的には、話題にすらのぼらないようである。

一方で、喘息の吸入療法はほとんど普及しておらず、医療事情からみて、ホーム・ネブライザー療法などは、これから伸びる分野だろう。

●じじ・ばばと核家族化

3つめに感じたことは、懐しい家族のふれあいを、まだまだみることができるということだ。

着任早々、こんな症例があった。長期入院している孫の顔見たさに、頻回に内科受診している祖母がいた。受診後、孫の顔を見て帰るのを楽しみにしているのだ。生活の都市化とともに、徐々に核家族化しているようだが、まだまだ、じじ・ばばに連れられてくる子どもが多い。

したがって、アレルギー疾患の場合、あまり環境整備のことを強調しすぎると、掃除の責任体制から、嫁・姑の問題に発展する危険性がある。また、孫が可愛いくて、目に入れても痛くない祖母には、食事療法の話は不向きであろう。

古くから勤務している看護師さんの話によると、当地方でも年々、核家族化しており、祖父母に子育てを聞くこともできず、基本がまったくわかっていない若い母親が、ときどき見かけられるようになっているという。

●変わりゆく農村

最後に、秋田の“わらしこ”を取り巻く社会の構造的変化にふれておこう。

今、日本の農業事情はコメの自由化をめぐって、まさに激動期を迎えているが、秋田の農村地帯にも当然波及してきている。

のどかに映る田園を走る国道の脇には、農協青年部などの看板がちらほら立っている。「今に沈むぞ日本列島」「胃袋まで輸出するのか日本人」というような、コメの自由化を進める農政を痛烈に批判したものから、「健康は日本の土から」といった標語調のものまで、さまざまである。パトカーの絵が描いてあり、「国会決議違反取締中」という看板も、ユーモアのなかに怒りと悲しみがあふれていた。

農業をはじめとした一次産業の減速と表裏一体にあるのが、ハイテク産業の進出である。秋田県は、磁気テープや電子部品で知られるTDK発祥の地であり、TDKの関連会社が数多く存在し、農業従事者の兼業はもとより、地元の雇用確保に大きな役割を果たしている。

さらに最近では、大手製紙会社誘致の話が進んでおり、ダイオキシンによる環境汚染の不安と、雇用のニーズとのジレンマに陥っている。そしてそれは、誘致反対と促進という形で表れている。

減反が進むなかで、今まで産業の根幹を支えていた農業が衰退しつつある農村地帯。さらには過疎、人口減少、核家族の増加、老人社会化といった現象が、21世紀に向けてどういう道すじをたどるのか、今まさに重要な岐路である。

以上、秋田の印象を率直に書いてみたが、どうやら許された枚数が尽きたようだ。

秋田への転勤のお話があって、真っ先に買い求めた書物は『秋田の峠歩き』という本であったが、残念なことに、今でもまったく汗で汚れていない。当分は、地図上登山が続きそうだ。

（1991年11月／「小児看護」14巻11号）

（註1）現・由利本荘市

（註2）最近ではアドヒアランスと表現される。服薬率のこと。

院内塾奮戦記（1）

●小児病棟の受験生

秋がいよいよ深まってくると、小児慢性病棟でも、中3の子どもたちの指導に胸を痛める。入院前、病気のために長期欠席せざるを得なかった彼らにも、容赦なく“進路の問題”は襲いかかってくるからである。

学習空白に対する焦りは、ある子どもにとっては、腹痛や嘔吐などの心身症状に表れたり、別の子どもにとっては、いじめや暴力、万引きへ走るきっかけとなったりする。

そうでなくとも、平生からイライラしてくるし、看護師さんに対する言葉づかいも悪くなってくる。子どもたちの悩みがわかるだけに、診るほうもつらいのである。

それに私たちの仕事とくると、年子（としご）の受験生を抱えているようなもので、入試との関わりが毎年、年中行事のようにめぐってくる。

送り出しても送り出しても、中3の入院児は後に控えているのである。その点、学校の先生は中3を担当したら、翌年、また中3を受け持つということはあまり聞かない。つまり、小児慢性病棟のスタッフは、塾なみのサイクルで、受験生と関わっていることになる訳だ。

それにしても「学力」という概念が、「受験戦争」や「偏差値」など悪の代名詞に使われすぎた。長い間、病気と闘ってきた慢性疾患の子どもたちに補いたいのは、社会を生きぬくための、最小限のささやかな基礎学力なのであるが。

●ぜんそくと結核

かつて国立療養所の小児病棟は、結核症の子どもたちで埋まっていたが、リファンピシンの出現、BCGによる予防の徹底、栄養状態の向上などを背景として、昭和40年代に入って、急速に減少した。

それに代わって登場してきたのが、ぜんそくをはじめとした小児慢性疾患であった。そして今、出生率の減少や治療法の進歩の影響で、国療小児病棟は、入院患者数の減少という大きな曲がり角を再び迎えている。だが、それは別の機会に譲るとして、ぜんそく児と結核症の子どもでは、学習に対する関わりがどのように違うのか、少し触れておきたい。

思春期の結核の子どもたちに感じられることは、10数年間、順調に歩んできたにもかかわらず、ある日突然、病気を宣告されるので、入院のさいの精神的ダメージが大きいということである。

じっと辛さをこらえて療養に励む子もあれば、衝撃に耐えきれず、生活のペースすら乱してしまう子もいる。しかも、病初期は安静時間が必要なので、ベッドサイド教育があっても授業時間数が不足してくる。

一方、ぜんそく児の場合は、乳幼児期から病気と関わってきているので、子どもたちの心のなかに病気を治そうという気持ちがすでにいくらかでも芽生えている。しかし、その学習空白は長期にわたって、いわば“虫くい算”のように欠落して存在するので、たとえば、中3には中3の学習指導要領での範囲を機械的に教えるという方法では、短期間での学力の回復作業は困難なことが多い。

病気の種類や悪化した時期によって、病気の子どもの学習空白は、いろいろな形をとるので、教育的な関わりを柔軟に行うだけでなく、そこから生ずる医学的な問題をも見逃してはならない。

●二人の中学3年生

例によって前置きが長く、しかも硬くなってしまった。院内塾の話にもどそう。

私が国療兵庫中央病院に勤務していた、ある冬の日に遡る。その日は、午後から冷たい雨が降り始め、夕刻になると、いつもなら病棟の中庭でサッカーをする子どもたちも手持ち無沙汰で、めいめいが自分のベッドで、ラジカセを聴いたり本を読んだりしていた。私立高校の合格発表が終わって数日がたったが、新一と正俊*は、以前と変わらぬ生活を続けていた。

新一は重症のぜんそく児で、幼児期から入退院の繰り返しで小学校での欠席日数も多くなり、とうとう長期入院鍛練療法を決意して、やってきたのだった。

正俊は空洞型の思春期結核で、学校検診で発見され、休学しながら一般病院で治療を受けていたのだが、養護学校の併設されている当院を紹介されてきた。今では健康状態も回復して、発病当時のショックからも立ち直り、学校の体育もできるまでになっているが、入院当初は右の肺に空洞ができており、すぐには登校できない状態であった。

こういうケースでは、病状が落ち着いたら学校の先生がベッドサイドまで来て勉強を教えてくださるのだが、もともと中2まででさえ学業は遅れがちだったので、原籍校での欠席を合わせると、中3の前半にポッカリ穴があいてしまった。

新一と正俊は、いずれも私立高校を専願で受験したのだが、残念ながら、というよりは予想どおり、二人とも不合格となってしまったのだ（もっとも、自分では発表の日まで受かっていると思っていたようだが）。

●院内塾オープン

雨はいつのまにか小雪に変わって、病棟は看護師さんの申し送りのころから、ますます冷え込んできていた。

新一と正俊のことが気にかかっていたので、医局会議が終わってから二人の病室に行ってみると、新一は、ラジカセにヘッドフォンをつけてリズムをとりながら音楽を聴いていた。正俊はといえば、頭まですっぽり布団をかぶって寝ている。

「冷え込んできたなあ。どないや、二人とも、調子は？」

正俊は少し驚いた様子で、眠たい目をこすりながら体を起こすが、新一は相変わらずヘッドフォンに耳を傾けている。

「ちょっと音楽はおいといて、話しようや」

新一は不満そうにヘッドフォンをはずして、私とは視線を合わさず、小雪のちらつく窓の外を眺めた。

「受験する学校、だいたい決まったんか？」

二人は無言のまま、うつむいた。一瞬、重苦しい雰囲気が漂ったが、気を取り直して提案してみた。

「とりあえず、学習室でちょっとだけ勉強しようや。先生もつき合うから、ナ！」

気の進まない二人を何とか学習室へ連れ出すのに成功した。そこで、教科書のやさしい問題を選びながら、一題一題、一緒に解いていって驚いた。どうしても3/6が1/2にならないのである。幼い新一が、母親に連れられて病院を往復する光景が浮かんできて目頭が熱くなる。乗りかかった船だ。これは腹をくくって子どもたちとつき合わねばならないと思った。

公立高校入試まで、3週間足らずに迫った2月の寒い寒い日のことだ。（以下、次号につづく）

＊文中に登場する名前は仮名です

（1991年11月／「小児看護」14巻12号）

院内塾奮戦記（2）

●小児病棟学習室

夜の7時になると、中学3年生は、小児病棟のはずれに建っている6畳ほどのプレハブ造りの学習室で勉強することになっている。

新一と正俊*のほかに、中3は女子が3名おり、塾を始めるらしいという情報はすでに伝わっていた。3人のうち2人は、すでに私立高校に合格していたので、「もう決まっている者は、どうしたらよいですか？」と質問してきた。私は、「合格したから、もう勉強せんでええということはないから、自由参加にするけど、君らも雰囲気を盛り上げたってんか」と答えたが、結局、この二人も最後まで参加した。

「さて、“進路”って、いったい何やろう」

いつのまにか、子どもたちは真剣な眼差しで私をみつめている。

「…わかりません……」

一番先に指名された正俊が、低い小さな声で答えた。学費の関係で、公立高校一本に絞っているあけみに尋ねた。

「あけみさんは、どうやろう」

「どの高校へ進むかということやと思います」

「そうやな、それも進路の一つやな」と私が言うと、みんな、けげんそうな顔をしている。私は、学習室に置かれている小さな黒板に“進路”という文字を書きとめた。

「“進路”というのは、“進むみちすじ”のことや。今は君たちは、お家の人、看護師さん、学校の先生、それからいろいろな人たちのお世話になっている。しかし、いつまでも世話をされるだけでなく、今度は君らが社会の一員として働くんや。簡単に言うと、どういう道を進むか、これが進路や。高校進学もその道すじの一つであって、最終目的やない」

狭い学習室は、いつしか熱気でムンムンして、一人がゼイゼイしだした。インターホンで看護師さんに連絡し、処置をしてもらいながら話を進めていった。

●早起き苦行

朝6時にFM放送が鳴るように、タイマーをセットして寝たが、ラジオの時報の前に目が覚めていた。さっそく、顔を洗って着替えるや、すぐに病院に向かった。

学習室に着くと、女子だけが勉強道具を持って眠そうに待っていた。検温や起床指導であわただしく動き回っている深夜勤務の看護師さんに聞いてみた。

「おはようございます。新一君と正俊君が、まだみたいやねんけど…」

「あっ、先生、お早いですね。おはようございます。さっき一度起こしたんですけど、まだ行ってませんか、見てきますわ。それと、3号室の田村君ですけど、きのうから調子悪くて、もう4回も吸入しているんです。一度、診てもらえませんか」

記録室に寄って診察し、治療の指示を出した後、学習室にもどると、新一と正俊は、まだ半分寝ているといった感じで椅子にもたれかかっていた。

「おはよう。寝坊のせんせも早よ起きてくるから、君らも遅刻せんようにしてくれよ。これから毎朝、15分間のテストをする。入試まで15回以上やれると思うけど、出た問題を十分復習しといたら実力アップするように作るつもりや。今日は1回目やから気楽にな」

そう言い終えると、私は一人ずつ手書きの問題用紙を配った。昨夜、何でこういうことをしなければならないのだろうかと、自問自答しながら、遅くまでかかって作った苦心の作だ。

どうなるか心配だったが、全員、予想以上に真剣に取り組んでくれたので、まずはほっとした。

●順位のない採点

子どもたちが朝食をとっている間に、私はその場に残って、一生懸命採点した。ごく基礎的な問題でのミスが多く、前途多難を思わせたが、考えようによっては、基本を押さえれば活路を見い出せるような気がして、自信がわいてきたのだった。

結果は、新一が全滅、正俊が計算の小問1題のみ、女子は2割5分〜4割、一番よかったあけみも5割に満たなかった。しかし、私は点数は書き込まなかった。順位をつけるのが目的ではなかったし、それぞれの子どもたちが、それぞれに伸びてほしかったからだ。

そして、1回目のテストで4人とも不得意の度合が違うことがわかったので、次回からは、個々の子どもの力に合わせた問題を作成する必要があると考えた。

食事を終えてもどってきた子どもたちに、答案用紙を返すと、一様に、みんなくやしがった。一問ずつ黒板で解説してゆくのだが、各人各様の理解度なので、なかなか大変だった。

教職の難しさをつくづく感じた。いちおう、一通りの解説をした後、個別にできなかった問題の類題をその場でどんどん出して教えるようにした。ある子どもは、計算のさいの＋−×÷の順序を教えてやれば解けるし、ある子どもは、さらに応用問題に進むといった具合だ。

つい今しがたまで寝惚けまなこだった新一と正俊も、必死に問題と取り組んでいる様子をみて、これは何としてでも入試の日まで続けなければならないと、あらためて思った。

●授業料免除

早朝から深夜まで、診療時間と学校の授業時間をはずしただけの塾で、誠につらい3週間だったが、あっというまに過ぎてしまった。始めたころは、子どもたちの実力に開きがあって、共通問題はせいぜい1題であったが、後半には半数以上に増えていた。

それに何よりも嬉しかったのは、共通問題で、今までもっとも不出来だった新一だけが正答を出したとき、他の子どもたちは、拍手と歓声でたたえたことである。新一はテレていたが、相手を蹴落とし否定する競争ではなく、お互いに切磋琢磨しながら伸びていく子どもたちの心意気に深く感動した。

特筆すべきは、新一や正俊の眼の輝きが違ってきたことだ。看護師さんからも、言葉遣いや態度が変わってきたと報告を受けた。

新一は公立高校の造園科に進んだので、塾の授業料は免除する代わりに、病棟の周りに植えた果樹の手入れをしてもらう約束をとりつけたのだが、高校卒業後、料理関係の専門学校にさらに進学したという。今度はうまい料理でも予約しておきたかったが、またホゴにされそうなので、前途を祝福するだけにとどめた。

当時は、このようなことは二度とあるまいと思っていたが、その後も、やむにやまれず患児の勉強をみることがあった。不登校の症例で、カウンセリングがてら、勉強を一緒にして効果をあげたこともある。

子どもたちは、表面上、どういう態度をとるにせよ、勉強がわかりたいと願っている。それだけに勉強がわかったときの喜びの大きさ、わからないときの悩みの深さは、計り知れないものだ。

＊文中に登場する名前は仮名です

(1991年12月／「小児看護」14巻13号)

第6章

新型コロナ

新型コロナと差別

新型コロナ感染症が急速に拡大し、深刻な状況になっている中、医療関係者や運送業の家族を差別しているという報道が全国で続いています。感染していないのに親の職業だけで、お子さんの始業式や入学式への出席を断られたり、保育園でポツンと隔離されたりした他、夫が出社を拒否されるケースもあるということです。

神戸では、コロナに感染された患者さんを診療した医療機関の子どもさんが「コロナ病院の子」と言われていじめを受けました。これを聞いて涙が止まらず、悲しい思いでいっぱいです。首都圏では医療崩壊前夜なので、妊娠中の看護師さんがPCR検査に立ち会わされたり、人手が足りないため産後2か月で出勤を余儀なくされた検査技師さんもいます。運送業の運転手さんも、生活必需品を日夜運んでくれています。保健所を始め、衛生行政の方たちや報道機関も大わらわだと思います。

感染の危険を感じながら、社会のために家族や自分の時間を割いて働いている人々は、他にも大勢いて枚挙にいとまがありません。

国のリーダーは誰よりも先に、こうした人々に感謝のメッセージを送るべきでしょう。傷ついた国民のこころの羅針盤になって欲しいと思います。これには、特措法も予算も不要なのですから。

欧米ではコロナにかかわるアジア人差別も出てきているようですが、英国では、ウィリアム王子のお子さんたちが笑顔で手を振って医療者に対する感謝を画像で流していましたし、ドイツのメルケル首相も、医療者やスーパーの従業員に「心よりありがとう」と何度も何度も言っていました。

日本人は恥ずかしがりやの国民なので言い難いかも知れませんが、外出自粛要請に伴って増えている宅急便を受け取る時、ひとこと「ありがとう」と言ってみましょう。

国民一人一人が手を携えて、この国難を乗り切ろうではありませんか。

（2020年4月18日／長野日報）

GoToと検査　両輪にして

17日付本紙は、1面で「GoTo東京発着除外」[(註)]と大きく報じた。一方で2面には「県の誘客　26県に拡大」「PCR検査　対象拡大検討」との記事もある。

新型コロナウイルスで甚大な損害を被っている観光業、飲食業の皆さんは大変落胆されていると同時に、複雑な思いもあろう。感染の拡大する首都圏から無症状感染者が訪れて、お店がクラスターになる恐れも否定できないからだ。今年の春節、インバウンドから感染者が拡大した他県の事例を思い起こす。

これを解決するには、GoToとコロナ検査を両輪でやっていくしかない。医師の手を介さず唾液などで検査できるセンターを、帰国者・接触者外来とは別に設置し、民間に委嘱してGoToを希望する人には、少ない自己負担で迅速に検査することである。

日本発の迅速検査機器は、政府が国内認可する前にフランスなど海外の国が率先して利用していたのは、何とも残念だった。給付金事業で、特定企業に20億円も仲介料を支払うくらいなら、こういう施策に回してほしい。国民も不公平感なく、安心して旅行・飲食にGoToできるのではないか。

（2020年7月26日／信濃毎日新聞）

（註）GoTo　新型コロナ感染症の流行で、外出自粛、休業要請があり、2020年、旅行等に補助金を出した。

新型コロナワクチンとアナフィラキシー

新型コロナ感染症による死者は、2月末に世界中で250万人を超えていますが、いまだ治療法がないために、ファイザー社やモデルナ社が開発したワクチンに多くの期待が寄せられています。

丹波地域でも新型コロナワクチン接種が医療従事者の方より始まっていますが、報道によると、3月9日現在、これまで全国で17例のアナフィラキシー（全身性にアレルギー反応が引き起こされ、生命に危険を与えうる状態）が報告されているということです。

テレビニュースでは、田村厚労相が10万人ないしは20万人に1人という欧米に比べ、多いな、というコメントをしておられました。

それもそのはず、イギリスでの治験では、アナフィラキシーの既往のある方は最初から除外されていたので、日本の臨床現場では当然のことながら、英国の治験データより多くなることが予測されます。

この新型コロナワクチンは、転写したウイルスのRNA（リボ核酸）に脂質成分や後述の添加物を添加した新しいタイプの製品です。

男女の性差別やジェンダー論が活発化している昨今、書き難いテーマではありますが、ファイザー社ワクチンによるアナフィラキシーの90％、モデルナ社の全例が女性だったということです。

アナフィラキシーの原因としては、ワクチンに含まれている添加物・ポリエチレングリコール（PEGと略）に疑いがかかっています。

PEGは、従来から化粧品、医薬品、食品に広く使用されている添加物ですが、アナフィラキシーを起こした方のほとんどが女性であることから、日本アレルギー学会は、3月1日に見解を発表し、化粧品に含まれていたPEGやポリソルベートが、経皮感作による過敏症を一部の方に引き起こす原因となったことを否定できないと推論しています。

しかし、わが国ではスキンケア化粧品のほか、歯磨き粉、うがい薬、便秘薬のほか、マッサージクリームやジェルなどにも含有、幅広く使用されているので、男女を問わずごく一部の人が過敏になる可能性があります。

これまでに食品や薬などでアナフィラキシーを起こした経験のある方は、イギリスでは接種不可ですが、日本では接種要注意者に該当します。

行政として接種要注意者の方には、集団接種ではなく、すぐに対応できる医療機関で接種できるようにするためにも、集団、個別、二段構えの接種体制が必要でしょう。

新型コロナは、重症化すると死に至る[(註)]上、現在、有効な治療薬がありませんので、正しい情報を知った上で、早期にワクチン接種することが、現在選択しうる有効な予防手段の一つだと考えられます。

（2021年3月21日／丹波新聞）

（註）WHOが2023.6.21に公表したデータでは世界で約700万人が死亡（確定分）しています。日本で約7万5,000人死亡（2023.5.9　NHK）。

逆は必ずしも真ならず

昔から論理学で有名なこの言葉が軽んじられる傾向が見受けられる。よく用いられる例としては、命題が「富士山は日本の山である」とすると、逆は「日本の山は富士山である」となり、日本の山は、富士山の他にも、槍・穂高や六甲山があるので、誤りである。

政治の場面で、平気で逆の論理を主張する場面が時として見られるが、医療の現場では避けなければならない。

ごく最近経験した事例としては、「PCR検査が陰性だからコロナではない」、「ダーモスコピーで疥癬虫が見られないので、疥癬でない」は誤りで、臨床的に疑いがあれば、フォローする必要があることを患者さんに説明することが大切である。

（2023年1月5日／兵庫保険医新聞）

第7章

食物アレルギー

子どもの食物アレルギー

はじめに

食物が特別な異常反応を引き起こすということは、特異体質として古くから知られていた。文献上、最も古いのはLucretiusが紀元前65年に"De Rerum Natura"に「ある人にとって食べ物でも、他の人には猛毒になりうる」と記載したことが始めとされている。長い間、不耐症intoleranceと区別が付かなかったが、20世紀の初頭にRichetがアナフィラキシーAnaphylaxis、Pirquetがアレルギー Allergyの概念を打ち立てて以後、アレルギー学は急速に進歩していった（78頁「アレルギーって何だろう？」参照）。

一方、我が国で、学問的に食物アレルギーを最初に取り上げたのは、群馬大学小児科の故松村龍雄教授であろう。1973年の日本アレルギー学会での会頭講演は、病巣感染と食物アレルギーを軸にした研究成果であったが、会場には薄ら笑いを浮かべる方もおり、当時は、食物と病気の関連性はまだまだ医師にも理解されていなかった。今日、2010年の第47回日本小児アレルギー学会の抄録集から一般演題を見ると、実に59%が食物アレルギーに関連したもので、隔世の感がある。松村教授の時代には、診断スキルも未発達で、歴史的限界があるのは否定できないが、今の多くの若い研究者達が、先駆者の業績に一言も触れないのは大変残念なことである。

さて本稿であるが、「食物アレルギー診療ガイドライン2005」を参考にしながら、子どもの食物アレルギーの臨床を概観し、今後のゆくえにも少しは触れてみたい。

食物アレルギーの定義と診断

ガイドラインでは、食物アレルギーの定義を「原因食物を摂取した後に免疫学的機序を介して生体にとって不利益な反応（皮膚、粘膜、消化器、呼吸器、アナフィラキシー反応など）が惹起される反応」としている。

表1　食物による不利益な反応

■毒性物質による反応
　（すべてのヒトに起こる現象）
　細菌毒や自然毒など
■非毒性物質による反応
　（ある特定のヒトに起こる現象）
　1．食物アレルギー
　2．食物不耐症
　　乳糖不耐症など

『食物アレルギー診療ガイドライン2005』より

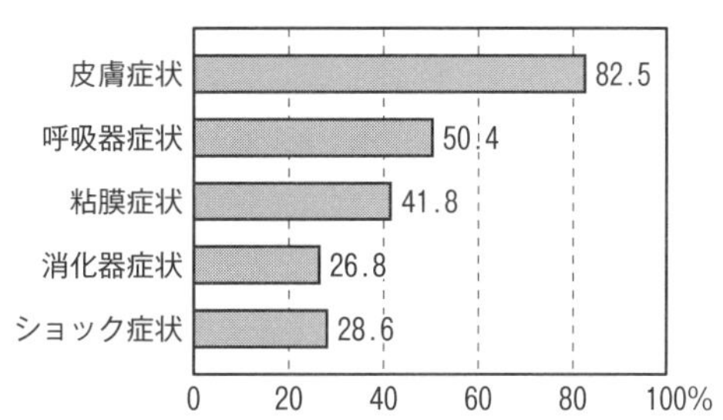

図1　即時型食物アレルギー症状
平成10～11年度厚生省食物アレルギー全国調査

しかし生体にとって、食物による不利益な反応は**表1**に示す如く、きのこ毒や乳糖不耐症などがあり、それらを除外する必要がある。

即時型の臨床症状としては、**図1**のように、皮膚症状が多く、呼吸器、粘膜、消化器と続き、ショック症状も28.6%に認められている。

図2は、即時型食物アレルギーの年齢分布を示しており、0歳が最も多く、年齢が長ずるに従って発生頻度が急激に減少している。

原因食物では、卵、牛乳が多く、半数以上を占めており、小麦がこれらに続いている(**図3**)(註1)。

食物アレルギーの診断法を

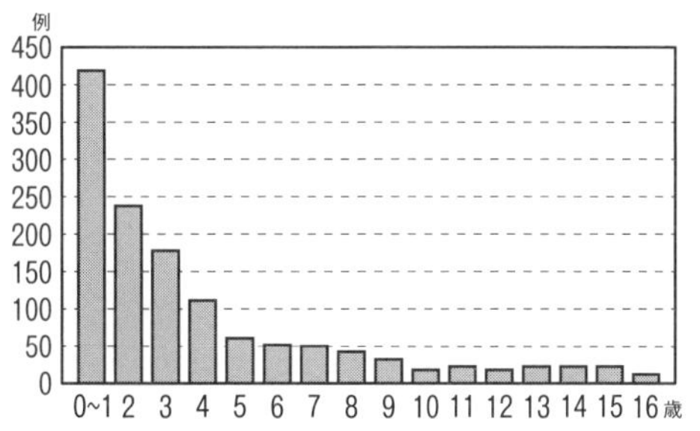

図2　即時型食物アレルギーの年齢分布
平成10～11年度厚生省食物アレルギー全国調査

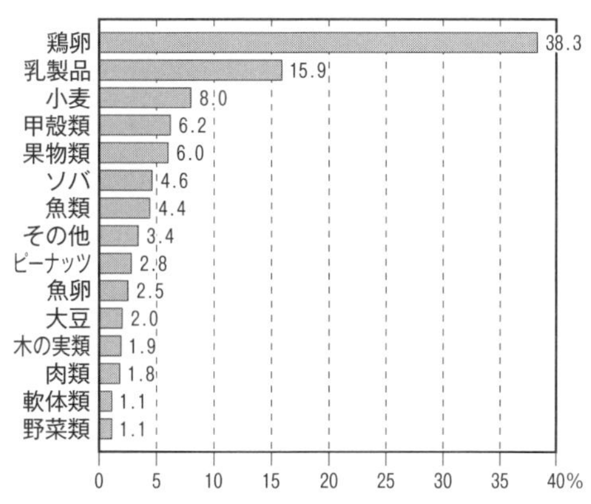

図3　全年齢における原因食物
平成14年厚生労働科学研究報告書

表２　食物アレルギー管理の原則

正しい診断に基づいた必要最小限の原因物質の除去

正しい診断　食べると本当に症状が出るものだけを除去する。
×　心配だから念のために除去
×　血液検査が陽性だから除去
×　関係のありそうな食物は除去

必要最小限の除去
原因物質も「食べられる範囲」は食べる
○　食べられる「量」を確認する
○　食べられる「加工食品」を確認する
○　食べられる「料理法」を確認する

『食物アレルギービジュアルブック2023』（伊藤浩明ほか 監修　協和企画刊）

表２に示すが、必ずしも簡単なものではない。中心となるべきIgE RAST法や皮膚プリック・テストに、false positive（偽陽性）やfalse negative（偽陰性）が生じるからである。

実地臨床の場では、これらの検査に加えて、2週間の食物除去試験やヒスタミン遊離試験等を加えて総合的に判断しているのが実情である。

食物負荷試験が必須と主張する研究者もいるが、後に述べる如く、患者数の裾野が広く、また食物負荷試験も研究発展途上中でリスクを伴うので、現時点で100%実施を義務づけることは実際的でない。

食物アレルギーの治療

食物アレルギーの治療は、原因と特定された食品の除去と代替食であるが、乳幼児の食物アレルギーは年齢と共に改善することが多い。

乳幼児の除去食中はタンパク質やカルシウム、鉄分などの欠乏に注意し、毎月、身体測定を欠かしてはならない。

アトピー性皮膚炎を合併している児には、インタール内服薬（DSCG）を服薬させることで改善する症例もある。

アナフィラキシーの既往のある児には、エピネフリンの携帯用製剤エピペンを処方する事もあるが、保険適用が無く[註2]高価な上に使用期限が1

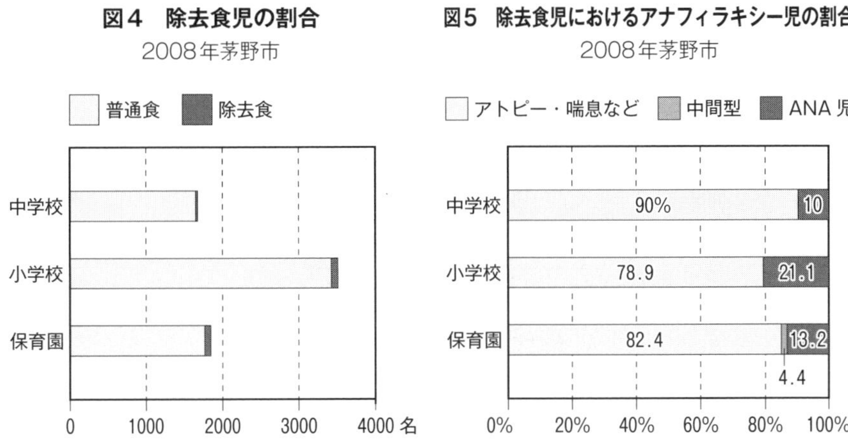

年と短いこと、さらに学校・保育園では誰がショットするかについて、地域によって異なり全国的合意が得られていないのでまだまだ課題が多い。

2008年現在、茅野市でどれ位のお子さんに、保育園や学校で食物アレルギー除去食を実施しているか、を示したのが図4である。保育園3.8%、小学校2.2%、中学校0.6%という数字であった。このうちアナフィラキシーのある児の割合は、それぞれ13.2%、21.1%、10.0%であった（図5）。

こうした除去食の子どもに、何歳頃からどのように食べさせていくかという最重要課題については、確定したエビデンスは無い。

経口減感作療法は、大きく分けて急速法と緩徐法があり、臨床研究症例が積み上げられつつあるので成果に期待したい。

私見としては、緩除法は重症度によっては入院の必要もなく、外来でも応用可能なので現在も自院でも実施しつつあるが、強力なエビデンスが待たれるところである。

食物アレルギー経口負荷試験ガイドライン2009

食物アレルギー経口負荷試験については、2006年4月に、一定の要件を満たした施設での入院検査は健康保険が認可され、2年後には外来での負荷試験も適応となった。これに伴って日本小児アレルギー学会は食物経口負荷試験標準化ワーキンググループを立ち上げ、2009年4月に頭書のガイドライン2009を上梓した(註3)。

これによると負荷開始量が卵黄1gr、卵白微量ないし1gr、牛乳0.05ml～0.1ml、小麦0.5gr～1grと規定され、総負荷量が、卵白1/2個から1個、牛乳が100mlから200ml、小麦（ゆでうどん）15gr～30grないし50gr～100grと結構ダイナミックな負荷量となっている。

後書きにも書かれているように「最も困難であった点は無床診療所で安全に実施できる経口負荷試験を記述するかであった」が、これでは外来のクリニックではなかなか実施は難しい。

重田らは、2010年の小児アレルギー学会（横浜市）で「開業クリニックにおける低用量食物負荷試験の検討」として、1年6ヶ月以上経過観察した卵アレルギー児68名のうち81%（56名）が食物除去を中止できたと報告した。

他にもこれと同様の減感作療法を兼ねた低用量負荷試験を実施している施設は少なからずあるので、検討委員会は真摯に意見を吸収し、より手軽で安全に実施できるガイドラインに改訂していってもらいたい。

おわりに

昨年7月、小野博正先生、高木峰生先生を始めとした世話人で、岡谷市医師会、岡谷市、岡谷市教育委員会等にもご後援頂き「諏訪小児食物アレルギー研究会」を立ち上げ、神戸いたやどクリニック院長の木村彰宏先生をお招きし、「食物アレルギーがあっても食べられるようになるの？」という講演会を開催した。178名の出席者があり活発な質疑応答が行われた(図6、7)。

設立目的の1つは、一定の重症度以下のお子さんの負荷試験は、地域の中で解決したいと考えたからである。

現在、一部のお子さんは負荷試験のために他府県の専門病院に通院せねばならず、自己負担額もかさむと聞く。

諏訪の小児科医が日常多忙な中でもネットワークを構築し、食物アレルギーの子ども達と保護者の負担が少しでも軽くなるよう願ってやまない。

図6　講演会出席者の地域別割合

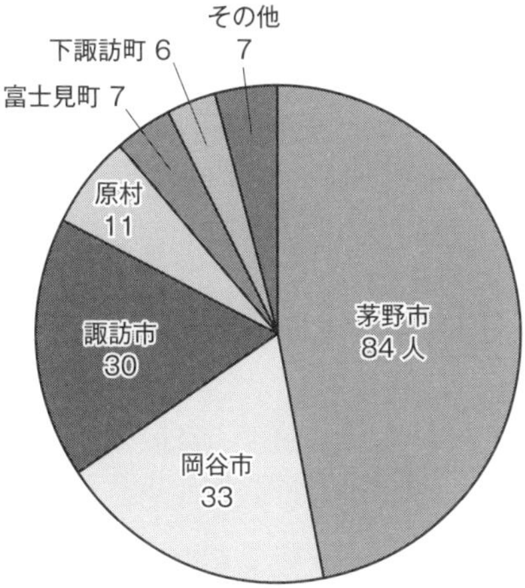

その他
7
下諏訪町 6
富士見町 7
原村
11
諏訪市
30
岡谷市
33
茅野市
84人

図7　講演会出席者の職種別割合

学校職員・その他
6%
医療
関係者
8%
保育園・
幼稚園職
13%
栄養士
21%
保護者
52%

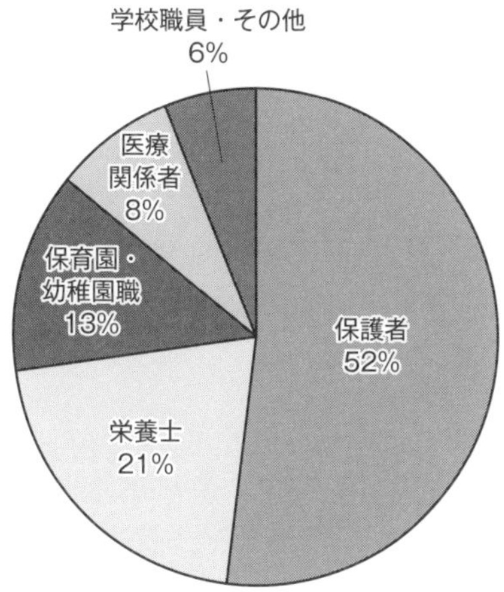

主な参考文献

L.Tuft & H.L.Mueller:Allergy in Children,W.B.Saunders Co.,1970

日本小児アレルギー学会：食物アレルギー診療ガイドライン2005、協和企画

同上：食物アレルギー経口負荷試験ガイドライン2009、協和企画

重田誠他：日本小児アレルギー学会誌、24巻第4号、2010、586頁

（2011年4月1日／「岡谷市医師会報」第136号）

（註1）最近、2位にナッツ類が上り、小麦は3位に転落した。

（註2）2011年、食物アナフィラキシーにも保険適用となりました。

（註3）現在は「食物アレルギー診療ガイドライン2021」と「食物経口負荷試験の手引き2023」（食物アレルギー研究会）（いずれも海老澤元宏先生監修）の2本立てになっている。

諏訪小児食物アレルギー研究会の活動状況

はじめに

学校・保育園での給食に於いて除去食が増えていることを背景に、諏訪小児食物アレルギー研究会は、諏訪地方の小児科医、養護教諭の有志により2010年10月に結成された。

当時、食物アレルギーの確定診断に不可欠な負荷試験は、諏訪地方では日常化しておらず、県外の専門施設を受診せねばならない状況で、保護者にとって時間的、経済的負担が少なくなく、我々は一部でも地域の中で解決できないかと考えたことが主な理由である。

2015年10月で5周年を迎えたので、これまでの活動状況を振り返り、今後の課題を検討した。

研究会の目的、事業、講演会

研究会の目的は、増加傾向にある小児食物アレルギーの予防と治療の進歩発展を図り、諏訪6市町村の患者とその家族に貢献することである。

本会の事業は、1）年1回市民公開講座の開催、2）小児食物アレルギー臨床研究の為の相互連絡会の開催、3）その他、本会の目的を達成するための必要な事業である。

活動に関わる費用としては、3郡市医師会を通して広域連合からの補助金を戴いている他、製薬会社の広告料で、後は世話人のボランティア活動である。

これまでの主な活動としては、保護者を含め食物アレルギーの子どもを取り巻く医師、教育、保育、栄養、行政など全てを対象とした講演会の開催、学校・保育園におけるエピペン講習会サポート、さらに諏訪6市町村における食物アレルギー・アンケート調査を3郡市医師会に提言、2015年春実施した。

そのアンケート調査の結果については、第65回南信医学会（諏訪市、

表1．諏訪小児食物アレルギー研究会講演会（2010～2014）

回	開催	演題	講師	場所	参加
1	2010	「食物アレルギーがあっても食べられるようになるの？」	木村 彰宏 いたやどクリニック	茅野	178名
2	2011	「食物アレルギー　安全に、早く食べられるための方法」	重田 誠 重田こどもクリニック	茅野	110名
3	2012	「食物アレルギー　―正しい診断と食事療法―」	伊藤 浩明 愛知こども医療センター	岡谷	107名
4	2013	「ホップ・ステップ　食物アレルギー」	柴田 留美子 中村学園大客員教授	諏訪	126名
5	2014	「食物アレルギー　地域とこども病院をつなぐ」	小池 由美 長野県立こども病院	茅野	103名

会長　1，2，5回　武井義親（諏訪中央病院小児科）
3回　髙木峰生（岡谷市民病院小児科）
4回　吉江春人（諏訪赤十字病院小児科）

2015.10.4）で発表した。

表1に過去5回の講演会の内容を示す。毎回、保護者の質問がなかなか途切れない状況で、関心の深さを痛感しているところである。

講演参加者の内訳は、保護者が40％と多く、保育14％、医療12％、教育9％、行政8％、栄養6％と各職種が参加している（2010年、第1回講演会）。

講演会後の感想としては、「同じ悩みを持つ人が沢山集まり、考え学ぶ機会を作って頂き有り難うございました」とか「ひとりで不安だった頃、こんな話を聞けていたらよかったと思いました」とか「食物アレルギーについての理解が深まりました。我が子も食べられる日が来るかも…と希望が持てました」など好意的なものが多かった（2013年、第4回講演会）。

エピペン講習会サポート

2012年12月、調布市の学校給食で不幸な事故が起こって以来、学校・保育園に於いて不安が増大し、アナフィラキシー対応薬エピペン講習会のニーズが高まっていることに対応して、2013年からエピペン講習会サポートを開始した。

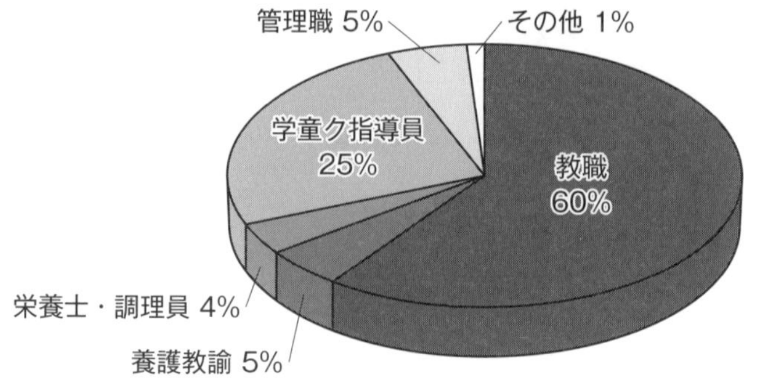

これまでに6小・中学校および学童クラブ指導員を対象として実施した講習会合計7回のアンケート結果を図に示す。

受講者内訳（回答者数155名）を図1に示した。教職60%、学童クラブ指導員25%、ついで養護教諭5%、管理職5%、栄養士・調理員4%、その他1%の順であった。

本会のエピペン講習会サポート・サービスについて、事前に知っていた方は10%でまだまだ周知されていなかった（図2）。

40分から1時間以内の講習内容理解度については、69%の方が「良く分かった」、31%の方が「大体分かった」と答えた。

最後に「いざという時エピペンを打てる？」という重要な問いに対しては、93%の方が「何とか出来そう」と答えて下さったので、講習会サポートの目的は、一応達成できていると考えられる（図3）。

今後の課題

今後の課題であるが、1)地域の診療所・基幹病院・こども病院間の連携、2)除去食診断書の問題、特に不安のあまり保護者の判断で除去するケースへの対応、3)食物アレルギーの重症度分類、4)経口免疫療法のコンセンサス、5)災害時における食物アレルギー児のケア、などが挙げられる。

1）については、諏訪地域の基幹病院小児科で食物アレルギー負荷試験実施が軌道に乗りつつあるし、県立こども病院に小池由美総合小児科医長（註）

図２．エピペンの講習会

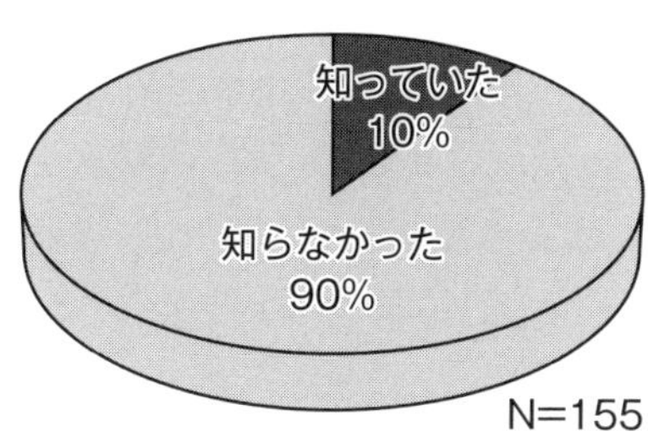

図３．いざという時エピペンを打てますか？

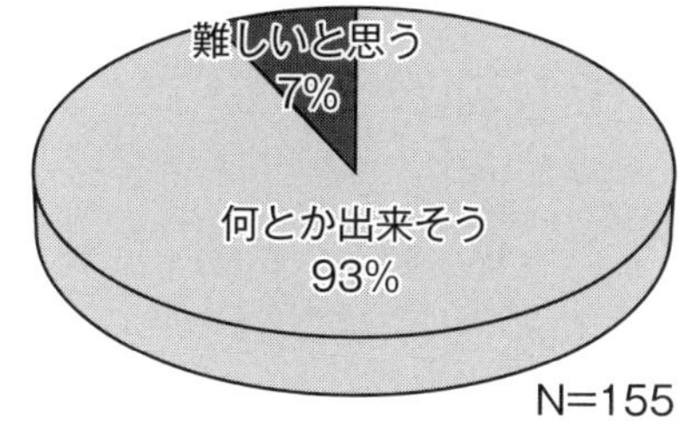

が着任され、本格的に負荷試験を開始されたので、本会設立当初の目的は半分以上叶ったと考えている。

最後の5）については、2014年の防災の日を前にして、日本小児アレルギー学会のパンフレットを用いて、諏訪6市町村の防災担当所管に文書にて提言を行なった。

おわりに

2014年6月20日、参議院に於いて全会一致で成立した「アレルギー疾患対策基本法」は、アレルギー疾患を有する人を囲む全ての関係者、団体が係わって総合的にアレルギー疾患対策を推進していくようにデザインされている。

そして「その居住する地域に係わらず等しく科学的知見に基づく医療を受けることができるようにすること」が目的とされており、食物アレルギーの子ども達を取り巻く各職種の方々と連携しながら、我々は更に精進を重ねていかねばならない。

（本稿の概要は、2014年7月6日、県立こども病院にて開催された第26回長野県小児保健研究会にて口演発表したものであり、その後の進展に伴い、数値などを一部改変・加筆してある。）

諏訪小児食物アレルギー研究会幹事会

1. 事務局、眞田医院
2. 小野医院

3. 塚田医院
4. 諏訪市立諏訪中学校
5. 県立花田養護学校
6. 諏訪赤十字病院小児科
7. 岡谷市民病院小児科
8. 諏訪中央病院小児科

(2015年6月1日／「長野医報」第636号)

(註) 現・長野県立こども病院アレルギー科部長

「紅麹」事件について思う

小林製薬発売の「紅麹」入りサプリを食べた人に、3月26日現在、腎不全による死亡例を含む80人以上の方に被害が出ている(註)。スイスでは既に禁止されているという。私は、消費者庁へのパブリックコメントに、次のように記載した。

“機能性表示食品は、エビデンスを公表していないのに、「…と言われています。」と、あたかも効能があるかのように、宣伝、販売しています。今回の「紅麹」事件は、製造過程で犯罪が行われた可能性も否定できませんが、実質上、「トクホ」との区別が、消費者には分かりません。段階的に機能性表示食品を①廃止、②トクホに吸収、③残すが何らかの形でエビデンスの公表を義務付ける、等の選択肢が考えられます。EUでは紅麹を禁止している国もあるらしいので、食品行政もこれを機会に、人員、設備を拡充し、更にグローバル化すべきです。”

背景には、医療費削減の施策があり、「薬は怖い、食品は安心」という誤ったイメージに便乗している処にメスを入れなければならない。

(2024年4月15日／兵庫保険医新聞)

(註) 2024年4月18日厚労省発表

病院受診者　1434人
うち入院　240人
死亡　5人
小林製薬への相談件数　約88000件

第８章

政治と音楽、医学、ウィーン

政治と音楽、医学、ウィーン

はじめに

2022年2月26日のニュースによると、ウィーンフィルNY公演の指揮をする予定のゲルギエフが、ロシアのウクライナ侵略を受けて、異例の直前降板となったことが報道されました。ゲルギエフは、ペテルスブルク歌劇場（旧レニングラード）音楽監督にして現代ロシアにおける最高の指揮者の1人で、わが国にも何回も来日しています。彼は、プーチンの友人で、以前、ロシアによるクリミア併合を支持する発言を公にしていたそうです。

戦争と音楽

「戦争と音楽」で、真っ先に思い出すのは、ロシアの大作曲家・チャイコフスキーの「序曲　1812年」です。ナポレオン率いるフランス軍がロシアに侵攻し、冬将軍の到来で敗退していく様を描いた交響詩です。フランス国歌とロシア国歌が交錯して散りばめられています。最後はロシアの戦勝を称える祝砲（戸外の演奏会では実際に空砲を撃ちます）と教会の鐘の音で締めくくられます。

スペインの名チェロ奏者兼指揮者の故パブロ・カザルスはファシズムのフランコ政権に反対し亡命、カタロニア地方の少数民族の民謡を題材にした「鳥の歌」を作曲しました。そして戦後、来日された折、日本の子ども達の演奏を聴いて「世界は音楽で救われるだろう」との名言を残しました。

ナチス政権下で亡命したユダヤ系の作曲家、指揮者、演奏家も多数います。

逆に、ドイツの大指揮者・フルトベングラー（ベルリン・フィル）はナチスに協力していたと戦後非難され、一時期、干されましたが、音楽家に寛容なドイツ人は偉大なマエストロを、直ぐに公職に戻しました。私が、人生で初めて購入したクラシックのレコードは、彼がウィーン・フィルを指揮したベートーベンの「交響曲第3番・英雄」でした。

これまた、世界的指揮者のヘルベルト・フォン・カラヤンも、元ナチス党員だったことが表面に出て、問題にされたことがありました。

日本の大指揮者・外山雄三は、1960年の東京オリンピックに際して、作曲を嘱託されましたが、その中にインターナショナルの歌（労働歌）の一部を取り入れたため、キャンセルされた上、NHK交響楽団などから排除されましたが、今は大御所として復活しています（2023年没）。

現代日本の若手指揮者・柳沢寿男（長野県下諏訪町出身）は、コソボ紛争による民族分断を音楽活動によって和解の道を模索するため、バルカン管弦楽団を立ち上げるなど、様々な試みをされています。

ベルリン・フィル名誉指揮者兼ピアニストのダニエル・バレンボイムは、国籍はイスラエルですが、政治・宗教を超えてイスラム系の国の若手演奏家も交えたオーケストラ運動をしています。さらに、イスラエルの第4次ガザ侵攻に際して、「我々ユダヤ人は、誰よりも苦しみを知っている筈だ。」と、公然と母国を批判しました。とてもユニバーサルな考えの持ち主です。余談ですが、彼の元妻はジャクリーヌ・デュプレという英国の新進気鋭のチェリスト（私は'70大阪万博での演奏会を聴きに行きました）でしたが、残念ながらALSに罹患し、若くして亡くなりました。

ウィーンのシュピーゲルグルント

話をウィーンに戻しますが、ナチス政権下で各地の強制収容所（ホロコーストで推定600万人以上が虐殺）建設に先立って、発達障がいの子ども達を大量殺りくする施設（シュピーゲルグルント）が建てられていたことが判明しました。

私はこれまで3回、ウィーンを訪ねていますが、全く知りませんでした。

発達障がいのお子さんの一部は、小児精神医学領域で、かつて「アスペルガー症候群」（ICD-10）という病名がつけられていましたが、今は国際標準病名「自閉症スペクトラム」となっています。この背景には、次のような事実があります。

アスペルガー博士は、ナチスに抵抗した進歩的な人物で、ナチスに入党したこともなく、障害のある子ども達を守ったとされていました。しかし、最近発見された文書で、発達障がいの子ども達が「生きるに価しない命」として、大量虐殺されることになる「児童安楽死プログラム」に関わっていたことが判明したのです。虐殺には、主としてフェノバルビタールが用いられ、「自然死」と見せかけるためでしょうか、多くは徐々に衰弱して肺炎で死亡したと記録に残っています。

この「児童安楽死プログラム」を主導したウィーン大学病院小児科教授イェケリウスの妻は、ヒットラーの妹でした。当時の社会状況下で、アスペルガーが、独立した医学的判断をするのがいかに困難だったかを示しています。

ピルケ教授夫妻の服毒自殺

私達の生活で、「アレルギー」という言葉は、日常的に定着していますが、このアレルギーの概念を提唱したのが、ウィーン大学小児科ピルケ教授（ウィーン大学小児病院長）です。ピルケ教授は、1911年、アメリカのジョン・ホプキンス大学からウィーンに招聘され、女性やユダヤ人の地位向上にも熱心でした。第一次世界大戦後の飢えや栄養失調で苦しんでいた子どもたちのために、食糧支援プログラムを実施したために、オーストリアの大統領だと思われていたそうです。しかしながら、ピルケ教授は、1929年、妻と2人、枕を並べた遺体で発見されました。青酸カリによる心中とされています。

ピルケ教授の後任が、先に述べたアスペルガーの上司で、「児童安楽死プログラム」を主導したイェケリウス、その人だったのです。

私が若ければ、この出来すぎた史実を元に、ピルケ夫妻がひそかにナチ親衛隊に毒殺されたという歴史的推理小説を書きたかったなと思っています。

ウィーンの小児科医110人の約70％が職を失い、医師数千人が移住（主にアメリカ）か収容所送りとなりました。医学は、最もナチ化された職業となり、半数近くがナチ党員だったと言われています。

一方で、ミュンヘン大学医学部では、ショル兄妹が中心になって「白バラ運動」という反ナチ活動も起こりましたが、虐殺されるという運命を辿りました。

アスペルガーの上司ハンブルガー教授（ナチス党員）は、この児童虐殺を機に、「遺伝的に障害を持つ」人間の不妊手術などの民族優生対策を推し進め、第三帝国の大量虐殺・ホロコーストへと繋がっていきました。ウィーンの隣町リンツのお城にあった隔離施設でも、こうした子ども達が殺害されて、一時、地元で問題になったそうですが、ウィーンの「国民新聞」には事実を否定した記事が掲載されました。

最近の報道によると、日本国新憲法下で、同様の不妊手術が現在も強制されている事例があることも驚きです。兵庫県でも「不幸な子どもを産まない運動」というのがありましたが、多様性を尊重する今日、歴史的検証の時期に来ているのではないでしょうか。

おわりに

ウィーン・フィルは世界のオーケストラの中でも、最後まで女性演奏家の入団を認めないことでも有名でしたが、さすがにジェンダー問題が取り上げられる昨今は女性も加わっています。ウィーン・フィルはとても親日的で、団員の中には日本人女性と結婚なさっている方も複数います（例えば、中谷美紀さん）。

信州在住時、長野県にも公演旅行に来て下さり、1時間余りかけて長野市の県民文化会館まで聴きに行ったのも、懐かしい思い出です。

スターリン時代のソ連で、世紀の大作曲家・ショスタコービッチが作曲活動に介入を受けた歴史的経緯から、私は「芸術は政治から独立すべきだ」という持論でした。この一文を脱稿した時、ウクライナ政府が学校の教科書から、「戦争と平和」を始めとするトルストイの作品を削除する、との報道がありました。

芸術作品の評価が、作者のイデオロギーや人間性に係るのはこれまでも見られましたが、国籍などの出自にまで拡大するのは、率直な疑問を感ぜずにはおれません。先の大戦時に、わが国の軍部が、「鬼畜米英」というキャッチコピーを拡げたのと同じパターンでしょうか。

歴史と文化の長いウィーン・フィルが、今回、即座にゲルギエフを排除したことは大変重い、歴史に残る決定です。しかし、私にとって永遠のテーマ「政治と芸術」を解決する糸口にはなる術もなく、思考にも混乱が深まるばかりです。

参考文献

エディス・シェファー（山田美明訳）：アスペルガー医師とナチス、光文社、東京、2019

ロシアのウクライナ侵略で、ひとりでも多くの人が、市民、戦闘員（ロシア兵を含む）を問わず、生き残って欲しいと、ただただ祈るばかりです。

ウクライナ市民に連帯する意思を示すため、2月25日（金）、ネットで見つけたロンドン市民のデモの画像“No War！ Stop Putin”をコピーして、早速、玄関ドアに貼っています。

本稿はウクライナ侵攻直後に書いたものを、兵庫県小児科医会報投稿にあたってあらためて推敲し直したものです。

なお、上記書籍は、多くの小児科医、特に発達障がいのお子さんを診療しておられる先生方には、是非ともお勧めしたい1冊です。

（2022年秋／「兵庫県小児科医会報」No.78）

コラム「燭心」とロシアのウクライナ侵攻

兵庫保険医新聞6月15日付のコラム「燭心」には、ロシアによるウクライナ侵攻について書かれている。論説ではないので、協会の正式見解ではないだろうが、編集委員が書いたと思われるので、当たらずとも遠からずだろう。

冒頭は「喧嘩両成敗」という書き出しで始まっている。多くのノーベル賞受賞や、学術・文化、さらにはかつてのポリオ・ワクチン供与を引き合いに出しつつ、「戦禍が日本に及んでいない以上、ロシア制裁に加わるべきでない」と、驚くべき主張をしている。

ロシア侵攻に伴う原油価格の高騰で、政府は公的資金を市場に投入しているが、これは血税をプーチン政権に間接的に渡していることになる。

私は、産科を併設する子ども病院がミサイルで爆破された光景を見て、一小児科医として黙っておれず、「ウクライナの人々を音楽で支援するプロジェクト」を立ち上げているが、そのような報道も一方的にロシアが悪いとするものだと指摘している。

この論調は、かつて原水禁運動の一部でソ連とアメリカの核を棲み分けした時代を彷彿とさせる。一旦、戦争が始まれば当事国の正義の主張は、真っ向から対立するので、歴史的検証を待つ他ないが、振り返ればクリミア侵攻もロシアが国境線を突破して来たのではないか。

一方、ウクライナ政府も、教科書からトルストイの「戦争と平和」などの文章を削除するらしい。坊主憎けりゃ袈裟まで憎いのだろうが、学術・文化や芸術が、その出自によって否定されることは、ゆめゆめあってはならない。

（2022年7月5日／兵庫保険医新聞）

ウクライナ問題に関する保険医協会の認識との乖離

以前も、この問題で投稿したことがあるが、本紙2024号（2022年12月5日号）「燭心」に掲載された「鼻」氏のコラムで「終戦のための落とし所を早く決めることだ」と書いてあるのには驚愕した。

プーチンは恐らくそう考えているだろう。ウクライナの領土であるクリミア半島を手始めに、一方的に武力で領土変更をされたウクライナは、現状では「落とし所」などないだろう。

ウクライナ軍、ロシア軍ともに死傷者は約10万人とも言われており、「日本国憲法」を軸に、プーチンの侵略を一日も早く中止するよう世論をリードするのが保険医協会の役割ではないか。万一、台湾が同様の状況になったら、同じスタンスになるのか。

今、マスコミの報道は、ウクライナ問題や北朝鮮のミサイル挑発を理由に、防衛費の増強議論一色になっているが、貧困格差、生活保護家庭の教育権、一生、住宅ローンに追われる国民生活やジェンダー平等問題など、改革すべき根本課題は山積みである。復興予算や国立病院機構などの留保金を防衛費に横流しするのは論外である。

「燭心」は、協会の灯台的役割を果たしていると思うので、極端な個人的な意見は投稿欄で述べていただきたい。言論の自由の観点から、字句の誤り以外は「無鑑査」かもしれないが、平和や医療改革、保険医の生活防衛など、多くの会員がまとまって力の素となるような文章を期待する。

（2022年12月13日執筆後、一部加筆修正）

（2023年1月25日／兵庫保険医新聞）

兵庫保険医協会オンライン対談

「ウクライナの人々を音楽で支援」

―ロシアのウクライナ侵略は中止を―

ロシアによるウクライナ侵攻から2月24日で1年となった。丹波市の眞田幸昭先生（丹波アレルギークリニック）は、この侵攻により被害にあったウクライナの人々への支援を音楽を通じて行おうとプロジェクトを立ち上げている。口分田真副理事長*がその取り組みについてオンラインで聞いた。

子ども病院爆撃でいてもたってもいられず

口分田　プーチン大統領の一方的なウクライナへの侵略開始から1年が経ったにもかかわらず、戦争は終わる展望が見えておらず、暗澹たる気分です。医師として何ができるかと考える日々ですが、先生は「ウクライナの人々を音楽で支えるプロジェクト」を立ち上げたそうですね。

眞田　はい。ウクライナの子ども病院が爆撃を受けている映像を見て、小児科医として黙ってはいられないと感じたのです。何かできることはないかと知り合いに声をかけ、4名の音楽家と一つのアマチュア音楽集団のご協力を得て、「ウクライナの人々を音楽で支援するプロジェクト」を昨年3月に立ち上げました。

口分田　具体的にはどのようなことをされているのでしょうか？

眞田　大きく二つあり、一つ目は、YouTubeでの音楽配信です。多川響子さんによるベートーベンのピアノソナタ「悲愴」第2楽章など、音楽家の演奏を無料で公開しています。

口分田　誰でもアクセスできていいですね。登録なども先生が行われたのですか？

眞田　はい、本を購入するなどして勉強しました。実は2年前の東京オリンピック時にも、新型コロナ感染拡大がひどい時期にオリンピックにばかり目を向けるのではなく、命や生活を考えてほしいと、IOCのバッハ会長にかけて「オリンピック期間中にバッハを聴こう」というキャンペーンを実施しました。そのときは業者の方にお願いしたのですが、今回は自分でやろうと。

それともう一つ、支援コンサートも行いたいと思って、丹波市の「たんば黎明館」で昨年12月に古楽コンサートを行いました。

ソプラノ歌手の原謡子さん、古楽器「テオルボ」奏者でバリトン歌手の笠原雅仁さん、チェンバロ奏者の杉本周介さんに、ジュリオ・カッチーニなど、17世紀前半の音楽を演奏いただき、入場料およびご厚志はユニセフに全額寄付しました。

コンサートの参加者は20人程度と決して多くありませんが、感謝のお手紙をいただくなど、やってよかったと思っています。

この音楽を聴いて、ウクライナで苦しむ人々のことを考え、支援の輪が広がるようにと願っています。

口分田　出演者の方々はどうやって探されたのですか。

眞田　もともと私は長野県で開業しており、診療の合間にいろいろなコンサートに足を運んでいました。そのときに知り合った方々が主ですね。私が主催していた食物アレルギーの会にご協力いただいていた長野県立こども病院の先生が院内でちるくま音楽隊というのを作っておられたので、協力をお願いしました。

口分田　人のつながりは大事ですね。

眞田　ええ。このコロナ禍時代には特に感じます。

政治と音楽の関係考えるきっかけに

口分田　そもそもなぜ、音楽で支援をと考えられたのでしょうか。

眞田　まず、中学生の頃からクラシック音楽を聴くのが好きだったということがあります。もう一つ、政治と音楽との関係はどうあるべきなのか、私の人生の命題の一つです。

プーチン大統領がウクライナへの爆撃を開始した直後の2月27日、世界最高峰のオーケストラであるウィーン・フィルが、プーチンに近いとされる指揮者ゲルギエフを降板させました。音楽史に残る決定だと思います。ゲルギエフは以前からプーチンのクリミア侵略への支持を表明していた人物でした。私はこれまで、旧ソ連のスターリンによるショスタコービッチへの迫害などの歴史的事実から政治と音楽は切り離すべきと考えており、政治的な理由で音楽性を否定するのはどうかと思っていましたが、今回の侵略を支持するような人物ならどうなのか、難しい問題です。一方、ウクライナ政府が教科書から「戦争と平和」をはじめとするトルストイの作品をすべて削除したように、国籍などの出自により排除するのは誤りと感じます。

口分田　悩ましい問題ですね。スポーツでも、ロシアの選手はサッカー・ワールドカップなどの多くの国際大会に出場できていません。オリンピックでは、差別に対して抗議のパフォーマンスを行い処分を受けた選手もいました。本来、芸術やスポーツと政治は別であるべきと思いますが、切り離せない側面があります。

眞田　1964年の東京オリンピックのときに、当時・外山雄三さんという指揮者の方が作曲を委嘱されましたが、そのなかにインターナショナルの歌を取り入れたためキャンセルされたということがありました。今は大御所として活躍していますが、まさにイデオロギーの観点から、国家権力がマエストロを引きずりおろした事件だったと思っています。

口分田　音楽はそれだけ力があるということなのでしょう。

眞田　かつてスペイン内戦の折亡命した故パブロ・カザルス（チェロ奏者、指揮者、作曲家）は、日本の子どもたちに「音楽は世界を救う」という感動的なメッセージを残しました。

口分田　本当にその通りですね。

微力でもつながり広げて

口分田　プロジェクトの今後のご予定はいかがですか。

眞田　これ以上コンサートを開かなくてよいように、一刻も早くこの侵略戦争が終わってほしいと願うばかりです。私のプロジェクトは、プーチン政権の暴挙を前に本当に微力で、自己満足かもしれません。でも、発信しつながっていくことが大事だと思っています。

口分田　実は私も、昨年3月から毎朝、診療が始まる前の時間に、診療所の前で「NO WAR」を掲げるスタンディングを続けています。幹線道路沿いということもあり、多くの方が通るので、年末にも原付に乗った人が親指を上げて激励してくれました。この戦争を中止させるため、微力でもつながりを広げていくことが重要と実感しています。

どんな理由があっても、他国の領土に土足で踏み込み、殺戮と破壊を行うことは許されませんし、これを理由に軍事的緊張を高めることも決して許されないと思います。

眞田　すばらしい行動で尊敬します。

日本政府はウクライナ問題や北朝鮮のミサイル挑発を理由に、防衛費の大幅増強や敵基地攻撃能力保有、原発活用などを一気に進めようとしています。貧困や格差、生活保護家庭の教育権、一生、住宅ローンに追われる国民生活やジェンダー平等問題など、国民が安心して暮らせるために改革すべき根本課題が山積みなのに、これらはすべて放置されたままです。復興予算や留保金等を防衛費に横流しするのは論外です。

私は学生の頃、公害運動などに熱心に取り組まれた故野村和夫先生（尼崎市・野村医院、元協会副理事長）の医院へカンパでお伺いし、多くのことを学びました。

保険医協会には、「日本国憲法」を軸に、侵略を一日も早く中止させ、平和を実現させるよう世論をリードしてほしいです。

口分田　保団連は開業医宣言の「10・平和の希求」で、「人命を守る医師はいかなる戦争をも容認できない。私たちは歴史の教訓に学び、憲法の理念を体して平和を脅かす動きに反対する」と宣言しています。今、この内容を実践していかなければならないと改めて感じます。

眞田　まさにその通りと思います。

口分田　共にがんばっていけたらと思います。本日はありがとうございました。

（2023年2月25日／兵庫保険医新聞）

＊口分田 真（くもで まこと）　兵庫県保険医協会副理事長、神戸市東灘区口分田玄端診療所院長

付録

付録1

雑誌「医学教育」掲載論文（註1）

医学における研究、教育、診療の相互連関性について

——その序論的考察——

序章　——いとぐち——

70年代の幕あけは、大学にとっても厳しいものであった。1月12日、中教審は「高等教育の改革に関する基本構想試案」を発表し、昨年の「大学立法」に次ぐ追い討ちをかけてきている。数多くの問題をはらむこの「構想」のうち、とりわけ重要視すべきものの一つは、“研究と教育の分離”である。「試案」第二の5には「教育と研究の両者を重要な使命とする高等教育機関では、教育上の組織と研究上の組織とを区別してそれぞれ合理的に編成されることが望ましい」[1)]と書かれてある。

しかるに、“研究と教育の連関”こそ、一昨年来の「大学紛争」の中でdrasticに追究されてきた命題であった。現在、大学が完膚なきまでに「正常化」されたとはいえ、この命題についての深い考察が、医学の発展にとって不可欠であることには変わりない。

以上をいとぐちとして、70年代の医学を展望してみたいと思う。この小論では、まず、医学における研究、教育、診療の三者をそれぞれ検討し、「大学紛争」を背景として若干の私論を展開してみた。

第一章　医学研究

医学部「紛争」の発端としては「無給医」問題が大きな比重を占めており、実際、「研修に名を借りた労働搾取」だけを取り上げて問題にしている医人も少なくない。また、一方では、科学が超歴史的な座標の上に存在すると信じて、「紛争」中も、黙々とマウスのお相手をしてきた人々も多

い。

しかし、今日の医学・医療体制の諸矛盾によって、直接的な損失を被っているのは、第一に、医学研究体系そのものであり、第二には、患者さんと医療従事者、すなわち、人間総体なのである。

あらためて言うまでもなく、現在、研究にとっての障害は非常に大きい。講座制、基礎科学軽視、少ない研究費、産学共同、学位制etc.――限りなく存在するこれらの複雑多様な障害も、大別して次の3つの因子に由来すると見ることができる。

(1)大学外的因子

戦後民主主義の萎縮、あるいは資本主義そのものの矛盾。

医療制度、文教政策、「大学立法」等。

(2)大学内的因子

学内封建制。多くの場合、「大学紛争」の導火線の役割を演じた。(1)の大学（医学部）に対する投影でもある。

「大学の自治＝教授会自治」論。医局講座制。学位制。学閥etc.

(3)医学の方法論的未確立

(1)、(2)の反映であるが、現状では学問独自の問題という面も強い。いわゆる“自然科学と階級性”については論議が多いところである。

以上の3つの因子は、それぞれ自律的に存在しつつも、互いに本質的な影響を及ぼし合っているのである。たとえば、(1)が極端に変動したファシズム体制のような場合であれば、大学は著しく国家に従属するし、現代社会においては、学問が現行の大学内研究体制のワク内にあるとはいえ、学問の結果そのものは、良い意味でも悪い意味でも社会に反映している、といった具合である。

したがって、医学研究をすすめる際には、3つの因子の相互関係を十分考慮に入れて対処しないと、まったく意義がないとまではいかなくとも、多大なエネルギーを浪費することになる。

医学者の姿勢については、比較的早くから川上武氏によって「もともとプチブル的なことなかれ式の人生観をもつ医学者たちは、ますます科学と社会を切りはなして考え、科学をすすめると称して、創造性を喪失した現実の実践に有効性をもたない科学研究に逃避するようになるのです」[2)] という指摘がされていた。これはきわめて重要な事実であり、医学者がいまだ乗り越えていないギャップであると言える。

だが、医学研究上の指標として“現実の実践に有効かどうか”ということに重点を置きすぎることは危険である。というのは、医学はあくまでも生物学の一分野であるゆえ、社会の質的変化に直接対応しない、生物の普遍的な性質に関する研究が必須であって、しかもそうした研究はしばしば“現実の実践”には無効だからである。

さて次に、いわば「3因子平衡論」の立場から、医学部において論争の的である学位制度について少しふれてこの章を閉じたいと思う。

これまで“学位”は、医局における人事操作の強力な手段として、あるいは、基礎研究者の保存手段として巧みに利用されていた。だからこそ「大学紛争」以前から、若年医師や学生から「学位完廃」や「学位ボイコット」等の声が上がり、長い間くすぶり続けてきたのであった。これに対して多くの教授達はその弊を認めつつも、思い切った改革に踏み切らず、ずるずる今日に至っている、というのが現状である。

それゆえ、「三重県立大学博士号汚職事件」を担当した警部が、「カネとひまさえあれば、オレでも医学博士になってみせる」と言ったエピソード[3)]に素直に笑えないのである。

学位制度改革に際して、いとも簡単に「完廃」ということが叫ばれる。しかし、医学研究というものは、決して日本だけの問題ではなく、internationalなレベルでも語られなければならないし、また、“学位”そのものが悪の根源ではなく、一つの手段として使われていることを考えると、「学位完廃」が医学研究の発展に直結するとは思われない。一部の研究者によって行なわれている「学位ボイコット」も情熱的ではあるが、変革のモメントから論ずれば、はなはだ消極的であると言わざるをえない。

今後の学位改革の過程としては、学位審査権はその教室で実質的に集団管理し、研究単位の一つとみなして運営されるべきであろう。そこまで出来ない教室では、新しい医学をめざす若い研究者たちが「学位審査委員会」を設けて、教授の乱発した学位をそれぞれの専門分野に応じて「再審査」し、その結果を公表すべきである。“学位”の社会的弊害に目をつぶっている人々が多い以上、医学研究のレベルで論議し、科学者の良心に最終的挑戦をする以外にないと思う。

第二章　医学教育

新制大学発足当時は、文部省も「新制大学の一つの特長は一般教養の重視せられることである。専門的な狭い分野に入る前に社会科学・人文科学・自然科学の広い基本的な科目を学ぶことは広い世界を自由に、とらわれない立場で眺め人生観・世界観を確立するために最も大切なことである」[4)]と言っていた。

ところが政府、文部省は、大学に対して充分な財政的援助をせず、いわゆる「低文教費政策」を行なってきたので、学生数の多い教養部や、経費の多くかかる医学部では、矛盾が目立って堆積してきたのであった。

さらに許しがたいことに、中教審の今度の「構想」では、そうした政策上の誤りを正さないばかりか、一般教育を実質的に軽視して、いわゆる「専門大学」化を企図している。この点では、医育者自身も「進学課程の教育がもっと根本的に改革されなくてはならぬ。少なくともこの期間に医学の基礎の一部を教えておく。そして臨床期間をその分だけ長くしていく」[5)]と考えておられる方が多いのではないかと思う。事実、いくつかの大学では、いわゆる“縦割り方式”が実施されはじめている。

しかしながら、教養部の矛盾が単に教える課目に問題があったのではないことは、「紛争」以前から明らかであった。多くの学生はマス・プロ講義をきらってサークルへ流れたし、教官たちは学部との格差に悩んだ。雑誌「世界」の、日本の大学教育に関するシンポジウム（昭和40年2月号）で、山崎氏は教養部の“ひずみ”についてこう述べておられる、「一般教育が今日投げられている非難や、その吹きよせられる“谷間”としての教養部が負わされている“ひずみ”を克服し、一般教育を大学教育の中核的なものとして本来の姿に再生させるには、制度やカリキュラムの操作でなく、何よりも今までみてきたような教養部教官と学部教官とのもろもろの“格差”を完全になくすこと以外にはないようだ」[6)]

とすれば、中教審の「構想」と時を同じくして出現してきた“縦割り方式”は、医学教育改革の軸にはなりえないだろうし、特定の専門課目を無雑作に荷下ろししたところで、それらは結局放逐された教養課目と同じ運命を辿ることであろう。

そればかりでなく、“縦割り方式”は、明らかに「専門医」制度敢行の布石であると言える。大学在学中に、一応、患者さんを診れるようにしておいて、後は卒後「研修」、つまり「専門医」コースで、というものである、では、この“縦割り方式”——「専門医」コースは、一体どんな問題点を秘めているのだろうか。

第一には、研究と教育の構成元の質の問題である。研究分野がますます専門化されるに従って、基礎的なもの、初等的なもの、教育レベルのもの、といったカテゴリーが混乱し、教育の構成元の方が研究の構成元より一律に次元が低いというような錯覚に陥いりやすい。こうした概念上の誤りは、学問の進歩を妨げるばかりでなく、実際的に基礎科学の軽視を惹起することになる。

第二に、研究、教育を行なう者の姿勢の問題である。学問においては、「この程度なら良い」という態度は存在しえない。研究、教育の構成元自体が上に述べたような性質のものであるし、また、科学はそれ自身が存在する限り永続的に発展するからである。教育に携わっている研究者は、実際上に経験する問題として、ある範囲をまとめて教えることのむずかしさを嘆く。未知のことがらが山積みされているのに、いかにもわかったように教育せねばならないからである。“縦割り方式”は画一的なワク内でのみ思考する医師を産生しかねない。

第三には、医師層の再編である。「インターン制度」が廃止され、各学会から再び「専門医」構想が強くうち出されるや、青年医師、学生はすぐさま反対ののろしを上げた。「誰が、いかなる必要性・意図のもとにその制度化を促進してきたのかを歴史的に追究し、現在の混乱した医療制度のもとで制度化されるとしたら、そのイニシアチブは誰が握り、どのような要因がその中で貫徹するか、また制度として動き出した場合、どのような問題が起こってくるのか、果たしてそれは日本の医学医療の正しい発展のため貢献するものとなりうるか……」[7] という提起は、現行の「報告医制」、「臨床研修生制」をプロセスとした「専門医」構想が前面に押し出されてきた現在、はっきりと浮き彫りにされた感がある。

以上の三つの点から、最近の医学教育の“上からの”動向——“縦割り方式”を批判的に論じてきた。

医学教育は、単に大学のカリキュラムのワクの中に留まらず、入試制度や医療制度と深く繋がりがあるという点で、すぐれて社会的な問題であると考える。

第三章　診療

この章では、主に大学病院の診療が論及されるわけだが、その前に、現代日本の医療にみられる二、三の体質について簡単にふれておく必要がある。というのは、こうした体質こそが卒後研修や大学の診療・研究体系を左右する重要な因子だからである。

その一つは、総医療費に占める薬剤費がひじょうに多く、医師の診察料が安いことである、**図1**にみるように、〔**乙表**〕では、外来総点数の50％近くが薬剤点数である。〔**甲表**〕では〔**乙表**〕に比べて少ないが、これは入院料や検査料が増大するためで、“くすり袋”の中味は余り変わらないのではないかと思う。ちなみに、日本の医薬品の総生産高はアメリカに次いで世界第2位である(註2)。

つまり、医師は薬業資本から半ば処方箋をさし出された状態にあると言っても過言ではない。その上、たび重なる「薬価基準」引き下げによって、医療機関の収益は下がっている（**第2図**）。

薬業資本優位の医療が特徴的である。現代日本の医療の体質として今一つ、

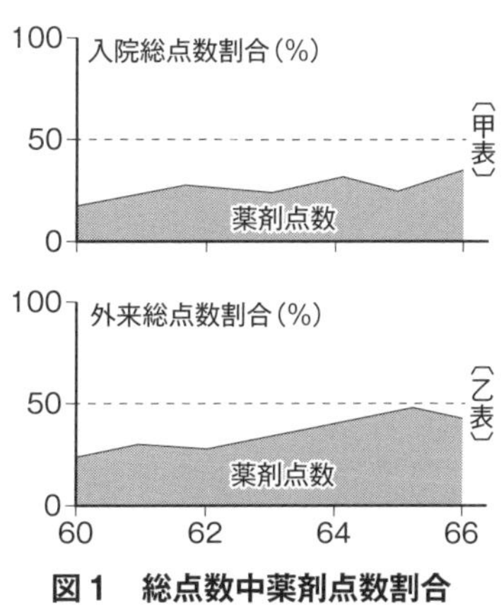

図1　総点数中薬剤点数割合
（5月のみ、『厚生の指標』より）
奥山賢二著「日本の医療」172頁

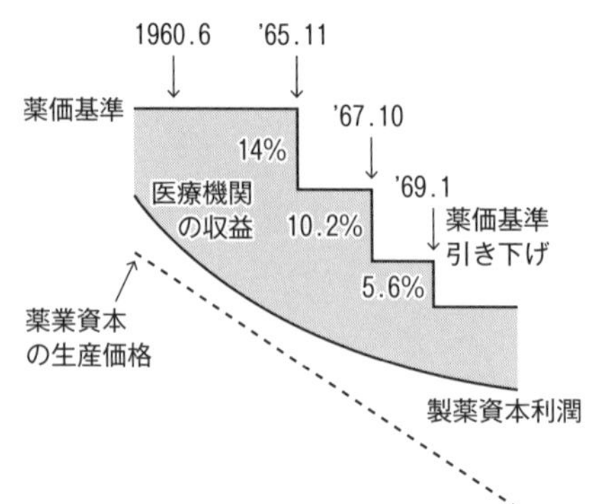

図２　薬価基準と薬による収益の模式図

奥山賢二著「日本の医療」

患者さんおよび医師・医療従事者の多大なる負担の上に成り立っているということがあげられる。保険料率は年々上昇しているし、医師や看護婦等の劣悪な労働条件は何ら改善されていない。後者は、「専門医」制度や、「准看」政策によって一層悪化すると予想される。

これらが日本の医療の基本的な体質である。もちろん、大学病院も同様な体質を備えているのである。

「大学紛争」に前後して、大学病院を教育病院、診療病院、研究病院などに分化させようという声が上がっている。しかし、一体、人間の病気に“研究用”の病気とか、“診療用”の病気とか、あるいは“教育用”の病気という区別があるだろうか？　先天性心疾患の合併例であろうが、胆石症だろうが、また、健保の点数が高かろうが、低かろうが、病気は病気である。

とすれば、大学病院を受診する際は、おそらく、病気にかかった人間の経済状態が、かれが“教育用”病人となるか、あるいは“診療用”病人となれるかを決定する大きな要因となろう。現在の大学病院の教育は、患者さんの協力、ないしは犠牲によって成り立っていることを銘記するならば、このような分化構想は、moralも地に落ちたものだと言わざるをえない。ストライキをよいことに麻雀ばかりしていた学生や、卒業したばかりの青二才に誰が好き好んで診てもらうというのか！

言うまでもなく、診療は医学研究の成果であり一つの過程なのである。そして、診療を行なう者はほかならぬ医学教育を受けてきた者である。しかも、診療行為なしに、臨床教育も研究（現在行なわれている“基礎”的研究を意味しない）もできない。

こう考えてみると、大学病院の分化構想は、研究と教育の概念上の問題から論ずれば、かなりの難点があるのである。さらに、この章のはじめで述べたように、大学病院も現代医療の体質をそのまま持っている。したがって、そうした医療の矛盾とはお構いなしに設定された構想が、決して成功しないことは明らかであろう。

前章の医学教育とも関連するが、この診療の項で今一つ述べておかねばならないのは、いわゆるbed-side teachingについてである。ベッドサイドの小人数教育は、階段教室の大講義に比べれば、熱心な学生に歓迎されているようである。しかし、中川氏は、19世紀後半からの医学の困難として、医学的知識の分化、細分化、病人の数の増大、病気の質の変化、モラルの問題などをあげ、この困難をのりこえるためには、＜近代医学＞の枠を破ることが必要であるという。そして、「スモールグループ教育とかベッドサイド教育というのは、もはや時代の要請からずれているといわなければならない。それが日本ではおこなわれていなかったことは、たしかに事実であるにしても、将来への医療担当者をつくるために、それに固執することは危険である。」[8)] と警告しておられる。

診療の方向が、diagnosis of diseaseからdiagnosis of pre-diseaseへと移りゆく今日、ベッドサイド教育が、未来の医学を創造する基盤となりうるかを考えると、なるほど疑問符が残るのである。この“警告”は4年前のものである。

以上、三章にわたって医学における研究、教育、診療のそれぞれについて検討してきたわけだが、三者の相互連関問題は、医師層の再編や医療制度という社会・経済的因子と、医学の総合と分化という、科学研究上の哲学的な因子がからみ合い、本質的には非常に難解なものだと言える。そのわりには問題点が明確にあらわれているが、それはただ、政府や医育者が、社会や医療の矛盾に目をつぶっているからにすぎないのである。

第四章　医学における分化と総合

研究と教育の連関について論じているうちに、問題が医学の分化とかかわってきたので、最後に“医学における分化と総合”という難題に探りを入れてみよう。

日本の医学の分化は、最初は病院と診療所の分化という単純な形態をとった。しかも、注意すべきは「病院と診療所は技術的要請より分化したのではなく、むしろ階級構成を反映した医療機関として分化・出発させられた」[9]ことである。この点は、今日の医学の分化の方向性を決定する際にひじょうに有意義な歴史的教訓だと言えよう。

さて、医学の分化というものは実際どのように考えられているのだろうか。たとえば、内科学の分化の必然性について、上田教授は、「内科学は患者の全体を把握しようとします。また内科医師は患者の病気の診断や治療、予防なり社会復帰というようなことを、いつも考えています。それが科学や医学の進歩につれて、ただまんべんに知っているだけではなくて、どうしてもその中に特殊な分野を深く知らなければならなくなりました。ところが、すべてを深くやると、これは努力しても不可能なことでありますし、実際にそういうことではすすんだ医学教育も行ないえず深い臨床研究を行なうことができません。このような発展に従って、自然に内科学を研究している人、あるいは診療科目として内科を扱っている人の中に、消化器、循環器、神経、内分泌、血液というような専門をもつようになってきました。医学の研究の上からも、医学の教育の上からも、また実際診療の面でもどうしても専門分科の傾向が必然的にでています。」[10]と述べておられる（傍点筆者）。

これからみてもわかるように、医学の分化、特に研究上の分化という課題が、社会と切り離され単に医学そのもののレベルの上だけで論じられているのである。第一章で述べた3つの因子のうち、高々1つ（医学の方法論上の因子）が考慮されているにすぎない。したがって、このように「自然に、必然的に」でてきた医学分化の傾向、が「専門医制度」に一大飛躍するとき、医療制度の矛盾を突っ切ったエネルギーの負荷がまともに医師や患者さんにかかってくるのである。

医学の分化と「専門医制度」の関係を模式化すると図3のごとくなるであろう。

つまり、現在の「低医療費政策」のもとで、医師の労働力に対する経費を出来るだけ低く抑えるために、政府・厚生省は医師を再編しやすい「専門医制度」を持ち出したのであり、これに一部の医育者が同調している。

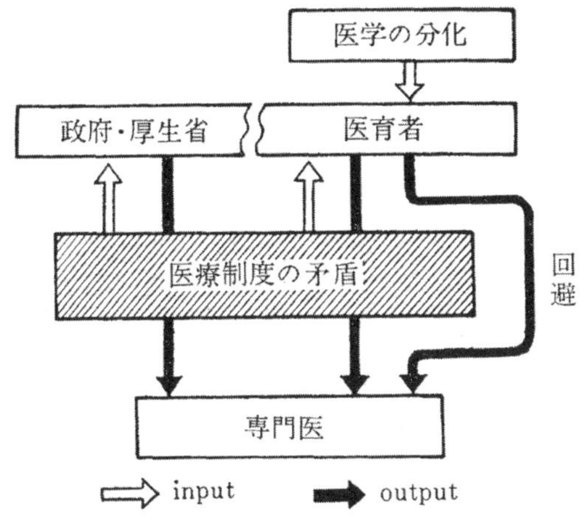

図3　医学の分化と専門医制度の関係（模式図）

そして同時に、医学の分化の“必然性”から、医育者は医療制度の矛盾を回避しつつ「専門医制度」に到達したのである。ここで、科学の進歩は、特にその分化という点において、社会矛盾と迎合するという危険性を秘めていると言える。政治が学術に優先している現在、その傾向が著明にあらわれていることは注意すべき点である。

次に、分化した医学をどう総合するか、どう体系づけるか、という問題が残っている。これは、医学の方法論の核心にふれる命題であり、簡単には解決されない。そればかりか、学問が進歩するにつれて永遠につきまとう可能性を持っている。ただ、この問題は、どう総合するかというよりも、むしろ分化以前に考察すべき性質のものではないかという気がする。

医学・生物学の分化と総合について考える上できわめて示唆に富んだ、F. Jacobの言葉を引用してこの章のしめくくりとしよう。

――生物学に根本的には統一的な原則があることは、今日一般に承認されている。個々の生物学的な系はそれぞれ独自の特性を持ち、特別の方法論と考え方とを必要とする。しかし主要な自然の法則が生物科学のすべての部門に適用する共通の基盤をなしていることは明らかである。――（F. Jacob著、富沢・小関訳『細菌の性と遺伝』（岩波書店））

終章　――結びにかえて――

中教審の「構想」をいとぐちとして、“医学における研究、教育、診療の相互連関について”という、とてつもなく大きく難解なテーマを論じてきた訳だが、何しろ筆者は医学教育すら未だ途上の、文字通り“浅学の徒”であるので、論議の外れた点も多いかとも思う。しかしその反面、学生でなければ指摘できないようなことも述べたつもりである。少年のころの“不正に対する怒り”というものは、まるで胸腺が年を経るに従って脂肪と結合織に置き換えられるように、妥協と頽廃にすり変わってしまうものだからである。

第一章で述べた、医学研究を障害する3つの因子、すなわち、(1) 大学外的因子、(2) 大学内的因子、(3) 医学の方法論的未確立という因子は、医学教育や診療部門においても共通している。それゆえ、学問の進歩なしに大学改革はありえないし、逆に、大学改革ぬきに学問の進歩はないということを重ねて強調しておきたい。

文献

1）中央教育審議会:「高等教育の改革に関する基本構想試案」(1970.1.12)

2）川上武:「科学者が期待しているもの」;「思想」1954.5月号（岩波書店）

3）サンケイ新聞社会部:「にっぽんの医師」114頁、1968.7、サンケイ新聞社

4）文部省:「日本における高等教育の再編成」1948.1、労働旬報社刊「大学政策・大学問題―その資料と解説」による

5）医学のあゆみ編集部：“医学教育のキャンペーン”第1回アンケート分析結果;「医学のあゆみ」、1970、72巻、1号、21頁、医歯療出版

6）山崎真秀:「大学制度の『ひずみ』」;「世界」1965.2月号（岩波書店）

7）42青医連阪大支部研究委:「専門医制度について」;「医学教育」1967.12.1（Vol.2、No.6)、阪大学自・医育研

8）中川米造:「医学教育論 (5)」;「医学教育」1966.12.1（Vol.1、No.6）阪大学自・医育研

9）川上武:「医療中からみた医療制度の問題点」、「ジュリスト」1968.9.15

(No.406)、17頁（有斐閣）

10）上田英雄:「内科学における分科と総合」（座談会）;「内科」1966.3月号（第17巻第3号）、461頁（南江堂）

（1970年6月25日／「医学教育」第1巻3号）

（註1）人生ではじめて医学誌に掲載された記念碑的論文です。医学部3年生の時に、「医学概論」（担当・中川米造阪大教授・当時講師）で提出したレポートを、中川先生が、「医学教育」という雑誌に採用して下さいました。難解な専門用語を随所に散りばめた青二才の生意気な文章で、今あらためて読むと顔が赤くなります。しかも、私は現在、日本アレルギー学会**専門医**かつ医学博士です。一方で、総合診療科という新しい流れも出て来ています。

（註2）この当時、医療費請求は甲表（主に病院）、乙表（主に診療所）に分かれていた。

付録2

AIと著作権パブリックコメント

（文化庁宛未投稿文）（註）

少し、遅きに失する感はありますが、貴庁がこのような機会を設けたことに対しては、感謝と敬意を表します。

そもそも、人間の文化や学問と教育は、「模倣」を介して発展してきました。身近な例を挙げれば、小学校の漢字学習帳にしても、点線の上をなぞるように作られています。何処まで「模倣」が許容されて、何処からが盗用（パクリ）かは、厳格な境界線がありませんでした。音楽や文学の分野においては、「どこかで聴いたような」とか、「あの作家の小説に似たようなシーンがあったな」は、何となく許容されてきたと思います。時代を遡れば、大バッハにしても、ヴィヴァルディの作品を、そっくりそのまま転調し、使用楽器を変えて発表しています。

しかし、私が関わる現代医学の世界では、先人の研究成果あってのオリジナルなので、必ず論文の末尾に、引用文献として記載せねばなりません。これは、エチケットであり、不文律です。

今、話題のChat GPTは、Outputの部分は技術的には素晴らしいシステムですが、Inputの部分が不明朗で、「究極の著作権法違反」の歴史的出現だと考えます。既存の論文、記事や音符、演技、音声などを細切れに刻んで、高度のIT技術でつなぎ合わせて、あたかも「新作」として公表する、こんな事が日常的にも、法制的にも許容されたら、一部の人々が一時的に利益を得たとしても、文化や学問は必ずや衰退していきますし、もっと長い目で捉えると、人間の「創造」に関わる大脳皮質、特に前頭葉の退化が進むことに成りかねません。

これを防ぐためには、先ずChat GPTのInputに使用した膨大な「原材料」の公表を義務づけるべきです。そして、現行の70年の著作権法に抵触する部分については、個人または集団に、それ相応の対価を支払うよう、法で定めねば成りません。

日本、ひいては世界の文化、芸術、学術を守り、発展させるためにも、貴庁の果たす役割は大変大きいと考えますので、心より期待しております。

（2024年1月28日）

（註）多忙で未投稿になってしまいました。

付録3

誌上クリニックQ&A

Q

子どものぜんそくと言われたのですが。

A

乳児期より湿疹があり、お誕生日前後にはよく咳をするので、おじいちゃんやおばあちゃんから「この子はよく風邪をひくね」と言われていたお子さんから、時々、ぜいぜい、ひゅーひゅーといった喘鳴（ぜんめい）が聞こえてきたら小児ぜんそくと考えて良いでしょう。

空気の通り道である気管支が一時的に狭くなって苦しいのです。

原因は、感染がきっかけであったり、食物アレルギーなどさまざまですが、一番多いのはハウスダスト、つまり家のホコリによるものです。

子どもさんがぜんそくになったら、環境整備が大切なのはこのためです。

また、家庭でたばこを吸う方がいる場合は、禁煙すべきですが、どうしても出来ない場合は屋外で吸うようにしましょう。

受動喫煙といって、本人が吸わなくても、大人の喫煙や灰皿の煙で、子どもの呼吸器疾患が増えたり、ぜんそく児の肺の働きが悪くなることが分かっているからです。

一方、ぜんそくがあると、どうしても過保護になってしまいがちですが、調子の良いときにはスイミングや軽い親子ウォーキングで体を鍛えるのもおすすめです。

これは運動によるぜんそく発作誘発の予防トレーニングにもなります。

薬による治療も大切です。

発作の時は、気管支を広げる薬が中心で、程度によっては、発作のない時にもぜんそく予防薬を続けて服用したり、吸入したりということになります。

最近では、良い薬が開発されていますから、かかりつけ医にご相談ください。

（2009年1月16日／「長野日報」子育て子育ちワンポイントQ&A小児ぜんそく）

Q

そばアレルギーになると少しのそば関連の食品を食べても死亡したりするそうで、子どもには食べさせていません。私たち夫婦はそば好きなのですが、食べに行きたくても不安で行けません。もともとアレルギー体質のようなので（軽いアトピーやぜんそく持ち）、やはりこれからも食べない方が良いのでしょうか？（松本市／雫）

A

アレルギー体質だからといって、そばをやめる必要はありません。お子さんに、そばアレルギーがあるかどうかが問題なのです。

ちなみに、9万人の小学生を対象とした調査（横浜）では、0.22％にそばアレルギーがみられました。

そばアレルギーの症状は、摂取や吸入後のじんましん、ぜんそく発作、目の充血や鼻症状、ショックなどです。こうした経験のあるお子さんの場合は、そばを含む食品やソバガラの枕を避ける必要があります。そばと同じ釜でゆでたうどんや、そば粉使用表示のないまんじゅうも要注意です。万一、気付かず口の中に入れて違和感があったら、直ちに吐き出させ、症状が進むようなら受診すべきです。今までにこのような症状があれば、容易に診断がつきますが、そうでない場合は、皮内反応か血液検査で、そばアレルギーかどうかを調べることができます。どうしても心配な場合は、検査を受けるとよいでしょう。

（2000年7月5日／「ままLaぱぱLa」2号）

（註）検査が陽性でも、全例そばアレルギーとは言えません。118頁「逆は必ずしも真ならず」参照。

Q

娘はよく「はなくそ」がたまります。取ってみると赤茶けています。鼻血は出ていないのに大丈夫でしょうか。（松本市／あお太）

A

鼻の粘膜は、毛細血管が大変多い場所で、知らない間に鼻をいじって一部が傷つくこともあり、この場合はいわゆる鼻血に至らなくても鼻汁に赤血球が混じると「はなくそ」が赤茶けたものになるでしょう。また、鼻は呼吸器の入口にあたり、その役目は、肺に入ってくる空気の汚れを取り除いたり、加温・加湿作業を行なうことです。従って鼻の粘膜は、いろいろな細菌・ウィルスが行き交う場所なので、鼻汁の中には埃のほか、白血球も認められます。たいていの場合、心配はいりませんが、鼻汁があまり長く続く場合は、アレルギー性鼻炎や副鼻腔炎のことがあるので、耳鼻科の先生に相談するとよいでしょう。

（2001年1月5日／「ままLaぱぱLa」4号）

Q

よく熱を出し、お医者さんに行っては薬をもらう1歳3カ月の息子。もっと小さい頃は粉薬を水に溶かしてスプーンであげれば飲んでくれたのに、最近は「いらない」と意思表示できるようになり、飲もうとしてくれません。押さえつけ無理やり口を開けさせると暴れるので、服や頭についてしまって大変です。水薬はそのままでは飲んでくれないので、寒天で固めたりしています。こんな薬の飲ませ方ではいけないのでしょうか？　何か良い方法を教えてください。（塩尻市／ゆっこ）

A

子どもにとって、お薬を飲まなければいけないというのは、ひとつの事件です。本来、お薬を飲むのはイヤなんだと考えた方が自然です。ですから、お医者さんでお薬が出される場合は、必ずその先生に「何のための、どういった種類のお薬か」をちゃんと聞く習慣をつけておくことが大切です。その結果、どうしても必要なお薬は、苦労してでも飲ませましょう。

ゆっこさんのように、水薬を寒天で固めるなんて素晴しい方法です。粉薬は、少量の湯冷ましで練ってペースト状にして、上顎の内側にぬるのが一般的にすすめられている方法ですが、ジャムや蜂蜜、アイスクリームを使うとうまくいく場合があります。蜂蜜は、ボツリヌス菌の汚染で、一時敬遠されましたが、今は、問題ありません。シロップは、果汁やヨーグルトに混ぜても結構です。赤ちゃんの場合は、スポイト（薬局で売っています）を使うと便利ですが、ない場合はお弁当などについているしょうゆ入れを、きれいに洗って使うと良いでしょう。

（2001年4月5日／「ままLaぱぱLa」5号）

あとがきにかえて

三途の川で六文銭を渡す前に、私にとって大切な事を書き遺しておきます。まだ、勤務医だった若い頃、注射針の誤刺に遭遇しました。注射器を受け取るタイミングが合わず、針が私の前腕に、一瞬、刺さってしまったのです。

今なら、ナンデモ第三者委員会とか、院内感染症対策委員会で協議されるでしょうが、院長、副院長に報告するに留まりました（幹部会のことは不明）。注射器の中身は血液製剤でした。当時はまだウイルスを不活化する技術は、残念ながら進歩していませんでした。

折しも、血液などの体液を介して感染するエイズ（現在の呼称はHIV感染症）が話題になっており、同性愛者に多いとか、現在の人権感覚では認められないような報道が盛んにされていました。これは、血液製剤が原因だとする医事裁判のハードルを高くする世論操作だったのではないかと、今では考えています。

院長は、ご自分の出身大学の研究所に、私の検体を持ち込んでHIVの検査（内容不明）をして下さいましたが、陰性でした。一方、後日、使用していた血液製剤の成分調査で、HIV陽性の血液が使用されていた事が判明しました。

この頃は、今のようにインフォームド・コンセント（説明と同意）という概念はなく、悪性腫瘍の患者さんでも、ご家族の強い要望があれば、本人に病名告知をせずに終末を迎えさせる時代でしたので、私は検査結果を100％信じることが出来ず、うつ状態になってしまいました。

その後、秋田への配転（5章100頁参照、名目上は副院長昇格人事）、兵庫県庁の勤務を経て、地域の町立診療所長になった時のある忘年会のエピソードを一つ。鍋料理を囲んでの会食でしたが、席はくじ引きで決められました。ところが、私のテーブルからは、一人抜け、二人抜けで、間もなくポツンと一軒家状態になりました。幼稚園から、小・中・高・大学が一緒の先輩、故岡本信洋先生が心配して、ひとり相手をして下さいました。うわさの拡がりの恐しさに加え、一緒に食事するだけでは感染しないことが判っているにもかかわらず、しかも、患者さんを差別してはいけない医療従者がこのような態度をとることに、言い様のない絶望感を抱きました。

後も、何回か疑心暗鬼となり、数回検査をしましたが、いずれも陰性本書の上梓も相俟って、残る人生の時間を、より一層大切にしてい思っているところです。

に、50年余のアレルギー診療は、私一人の力で出来たのではあり。苦楽を共にした多くのチームメイトのお蔭であり、この場を借り感謝します。また、本書が世に出ることになったのは、「アレルもやま話」の連載をすすめて下さった丹波新聞社の古西純様、兵庫医新聞に掲載の労をとって下さった小西さくら様、そして雑文をまて一冊の書籍に仕上げて下さった三省堂書店の黒沢聖子様に負う処がく、厚く御礼申し上げます。さらに、資料、文献発掘には、多くの研や図書館司書の方、研究会事務局、後輩、出版社の方、挙げればきりないくらい多くの方々にお世話になりました。こちらも心より感謝申しげます。

（令和6年、節分の日に記す）

〈著者プロフィール〉

眞田 幸昭（さなだ ゆきあき）

私立灘中・高を経て

1972(昭和47)年3月　神戸大学医学部卒業
1977(昭和52)年3月　同　大学院医学研究科修了
　　　　　　　　4月　国立療養所兵庫中央病院小児科勤務
1978(昭和53)年4月　同　小児科医長
1991(平成3)年4月　国立療養所秋田病院副院長
1992(平成4)年7月　兵庫県保健環境部健康課参事
1994(平成6)年5月　西紀町国保草山診療所所長
1997(平成9)年12月　茅野市中大塩に眞田医院を開設
2019(令和元)年5月　眞田医院を委譲し閉院
　　　　　　　　乳幼児健診、学校医等、公的な仕事のサポートに従事
2020(令和2)年12月　義母介護のため、丹波市に移住
2021(令和3)年1月　丹波アレルギークリニックを自宅にて開設
2024(令和6)年3月　丹波アレルギークリニックを閉院し、丹波アレルギー研究所を設立

神戸大学医学部非常勤講師、厚生省・小児慢性疾患の治療と管理に関する研究会幹事、環境庁･喘息児の音楽療法研究班々員、日本小児アレルギー学会･日本アレルギー学会評議員、茅野市小児保健会幹事長、諏訪小児食物アレルギー研究会事務局長を歴任した。茅野市教育文化功労賞。

現在、日本アレルギ－学会認定専門医（内科）、日本内科学会認定医

著書に『小児のアレルギー』（医歯薬出版）、『小児疾患の診断治療基準』（東京医学社）、『今日の小児治療指針第9版』（医学書院）（いずれも共著）などがある。

アレルギーと上手につきあうためのヒント
―アレルギー診療50年の余録―

2024年 6 月24日　初版発行

著　　者　眞田 幸昭
発行・発売　株式会社三省堂書店／創英社
〒101-0051 東京都千代田区神田神保町1-1
Tel 03-3291-2295　Fax 03-3292-7687
印刷・製本　シナノ書籍印刷

ISBN 978-4-87923-249-6　C0047

児童憲章（昭和26年5月5日）抜粋

・すべての児童は、心身ともに健やかにうまれ、育てられ、その生活を保護される。
・すべての児童は、自然を愛し、科学と芸術を尊ぶように、みちびかれ、また、道徳的心情がつちかわれる。
・すべての児童は、身体の不自由な場合、または、精神の機能が不十分な場合、適切な治療と教育と保護が与えられる。
・すべての児童は、愛とまことによって結ばれ、よい国民として人類の平和と文化に貢献するように、みちびかれる。